ESSEN UND TRINKEN IN DER SCHWANGERSCHAFT

Ernährungswissenschafterin
und Stillberaterin
Mag. Ingeborg Hanreich

1. Auflage

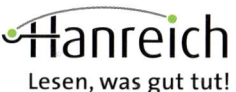

Lesen, was gut tut!

Wichtiger Hinweis:

Die Empfehlungen dieses Buches entsprechen den aktuellen ernährungswissen-schaftlichen und medizinischen Kenntnissen bei Fertigstellung des Werkes. Es basiert auf den aktuellen Empfehlungen der deutschsprachigen Ernährungs-gesellschaften, des Forschungsinstitutes für Kinderernährung Dortmund (fke) sowie auf wissenschaftlichen Untersuchungen.

Wissenschaft ist jedoch immer im Fluss! Dadurch kommt es zu abweichenden Meinungen einzelner Wissenschafter und Wissenschafterinnen. In Zweifelsfällen sprechen Sie bitte immer mit Ihrer Ärztin oder einer Ernährungswissenschafterin. Jede Leserin, jeder Leser ist für das eigene Tun und Lassen selbst verantwortlich. Weder Autorin noch Verlag können für eventuelle Nachteile oder Schäden, die aus praktischen Hinweisen des Buches resultieren, eine Haftung übernehmen.

Noch ein Hinweis:

Bitte haben Sie Verständnis dafür, dass aus Platzgründen im Text immer von Ihrer Ärztin gesprochen wird und dabei gedanklich auch Ihr Arzt einbezogen ist und dass die Bezeichnungen Stillberaterinnen, Mütter- und Väterberaterinnen, Ernäh-rungswissenschafterinnen und Diätologinnen (Diätassistentinnen) verwendet werden, ohne die männlichen Kollegen ausschließen zu wollen.

Text:	Mag. Ingeborg Hanreich
Grafik und Layout:	Gerlinde Kathrin Heidlmayr, Ingeborg Hanreich, Ursula Eisenhardt
Foto:	Karl Grabherr – www.karlgrabherr.at, Andrea Jungwirth – www.einfachgesagt.com
	emmi, evgenyb oder imageit & Yasonya – www.fotolia.de
Film und Druck:	FINIDR, s.r.o., Tschechien

1. Auflage 2015 © by Verlag Ingeborg Hanreich, Wien

ISBN 978-3-901518-36-2

Verlag und Vertrieb: Mag. Ingeborg Hanreich, Esterhazygasse 7/2
A-1060 Wien | Tel.: (+43 1) 504 28 29-1 | Fax: (+43 1) 504 28 29-4
E-Mail: bestellung@hanreich-verlag.at | Internet: www.hanreich-verlag.at

Für Gitti, Paula, Ursula, Kathrin, Margit, Elisabeth,
Gerlinde und allen (werdenden) Müttern

Bei der Wiener Babyexpo sprach ich einfach eine sympathische Schwangere an,
ob sie für dieses Buch und die beiden Broschüren unser Fotomodell werden möchte.
Und sie hat ja gesagt! Herzlichen Dank an Dich, Franziska,
für Deinen Mut, Deine Spontanität und den Spass beim Shooting!

LIEBE SCHWANGERE!

Dieses Buch besteht den Test auf Praxistauglichkeit glänzend.

Nehmen wir etwa das emotionale Thema des Gewichts und der Gewichtszunahme.
Ausgehend von ihrem Body-Mass-Index kann jede Frau die individuelle Zunahme beurteilen, ohne durch Zusprüche der Umgebung verunsichert zu werden. Hier wird klar unterschieden zwischen schnellem, krankheitsbedingtem Zunehmen und Übergewicht durch falsche Ernährung.

In dankenswerter Weise werden einseitige Ernährungsformen wie vegane Ernährung, Makrobiotik auf mögliche Defizite untersucht und Lösungen dafür geboten. Auch der Allergievermeidung wird ein Kapitel gewidmet.

Die Lebensmittel werden in Gruppen eingeteilt und ihr Anteil an der täglichen Nahrungsmenge mengenmäßig festgelegt.
10 % der Energiemenge dürfen auch durch Süßigkeiten zugeführt werden!

Die Gefahren und mögliche Infektionen durch Nahrungsmittel werden ausführlich behandelt.

Tipps und Tricks der Ernährung bei den verschiedenen Schwangerschaftsbeschwerden runden das Buch ab. Woher sollte man sonst auch erfahren,

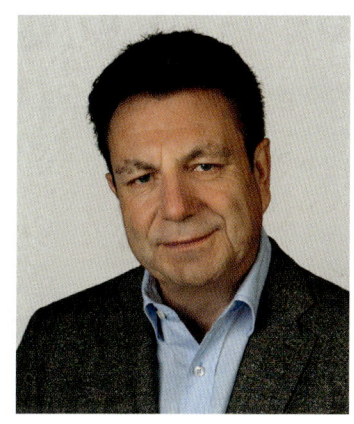

Dr. Heinz Schlögl
Facharzt für Frauenheilkunde, Gänserndorf

dass bei Schwangerschaftserbrechen die Umeboschipflaume helfen kann?

Nützliche Ratschläge rund um die Geburt bereiten die Mutter auf die Zeit mit dem Neugeborenen vor.

Ich bin sicher, dass dieses Buch auch Ihnen gefallen wird.

Ihr
Heinz Schlögl

LIEBE LESERIN! LIEBER LESER!

Häufig stellen mir schwangere Frauen folgende Fragen: „Worauf soll ich bei meiner Ernährung achten? Darf ich jetzt keinen Rohmilchkäse, kein Sushi mehr essen? Was ist besonders wichtig, was ungesund für mein Kind?"

Immer mehr Frauen machen sich während ihrer Schwangerschaft und Stillzeit – ja, oft sogar schon davor – Gedanken über eigene Ernährungs- und Lebensgewohnheiten.
In Zeiten, in denen immer wieder über Schadstoffe und Umweltgifte berichtet wird, suchen sie nach Anleitung und Rat.

In der frauenärztlichen Praxis bleibt oft wenig Zeit, sich diesem Thema ausführlich zu widmen. Viele Fragen können nur kurz beantwortet werden.

Umso erfreulicher ist es, dass Sie hiermit einen Ernährungsratgeber in Händen halten, der den Bogen spannt von Empfehlungen während der Schwangerschaft, über spezielle Ernährungsweisen hin zu kleineren und größeren Schwangerschaftsbeschwerden.

Mit den zahlreichen Tipps zu Sodbrennen, Übelkeit und Erbrechen etc. kann dieses Buch jeder Schwangeren eine Auswahl an Hilfestellungen bieten.

Und auch schwerwiegendere Schwangerschaftsbeschwerden, wie beispiels-

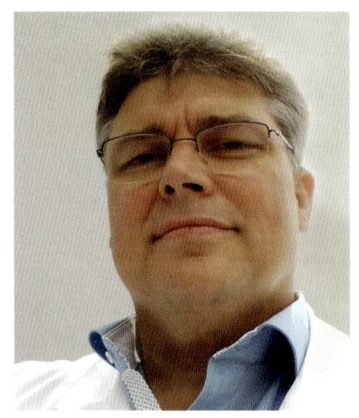

Univ. Prof. Dr. Engelbert Hanzal
Univertätsklinik für Frauenheilkunde, Wien

weise Schwangerschaftsdiabetes, werden ausführlich unter die Lupe genommen. Praxisnahe Ratschläge ergänzen dieses Kapitel.

Ich freue mich, dass Sie sich über die Ernährung in ihrer Schwangerschaft informieren, und wünsche Ihnen ein spannendes Lesevergnügen!

Ihr
Engelbert Hanzal

LIEBE WERDENDE MUTTER!

Im alten China stellten sich Paare auf eine besonders gesunde Lebensweise um, wenn sie sich ein Kind wünschten. Das ist sinnvoll, denn Frauen, die ein Kind bekommen, brauchen bestimmte Nährstoffe, damit der Körper gut vorbereitet ist.

War eine Frau schwanger, wurde sie wie ein „rohes Ei" mit Feinfühligkeit und Sorgfalt behandelt. Nicht immer ist das in unserem heutigen Umfeld gegeben. Im Allgemeinen müssen sich Schwangere selbst ausreichend versorgen, verwöhnen und nähren.

Manches muss in der Schwangerschaft beim Essen und Trinken gesondert beachtet werden, um dem werdenden Kind nicht zu schaden und alle notwendigen Baustoffe für sein Gedeihen zur Verfügung zu stellen. Vieles dient auch einer guten Versorgung der Mutter, damit ihre Reserven nicht erschöpft werden. Lesen Sie vorab auch die Kapitel über Schwangerschaftsbeschwerden „Was soll ich essen bei ..." und vor allem das Kapitel zur Vorbereitung auf die Geburt.

Hier noch ein paar Hinweise zur Handhabung des Buches: Der seitliche Buchlauf hilft Ihnen, die einzelnen Kapitel rasch zu finden. Unser Fingersymbol ☞ verweist auf andere Kapitel oder das Stichwortverzeichnis, wenn das Buch an anderer Stelle Informationen zu einzelnen Begriffen enthält.

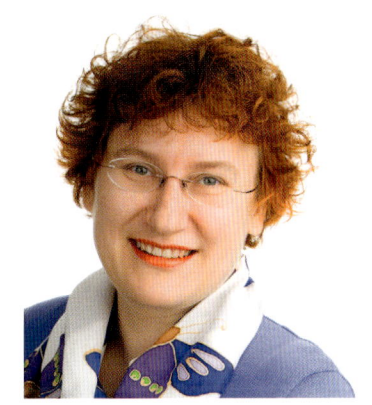

Mag. Ingeborg Hanreich
Ernährungswissenschafterin und Stillberaterin

Typisch österreichische Begriffe und Speisen werden in Klammer auf Hochdeutsch übersetzt.

Im Adressverzeichnis finden Sie eine Reihe wertvoller Informationen zu Beratungsstellen und Vereinen.

Unsere weiteren Ratgeber für Stillende und über die Ernährung in den ersten Lebensjahren finden Sie ebenfalls im Anhang.

Sollten Sie Fragen oder Anregungen zum Buch haben, sind wir gerne für Sie da.

Ich wünsche Ihnen viel Freude beim Lesen dieses Buches!

Ihre
Ingeborg Hanreich

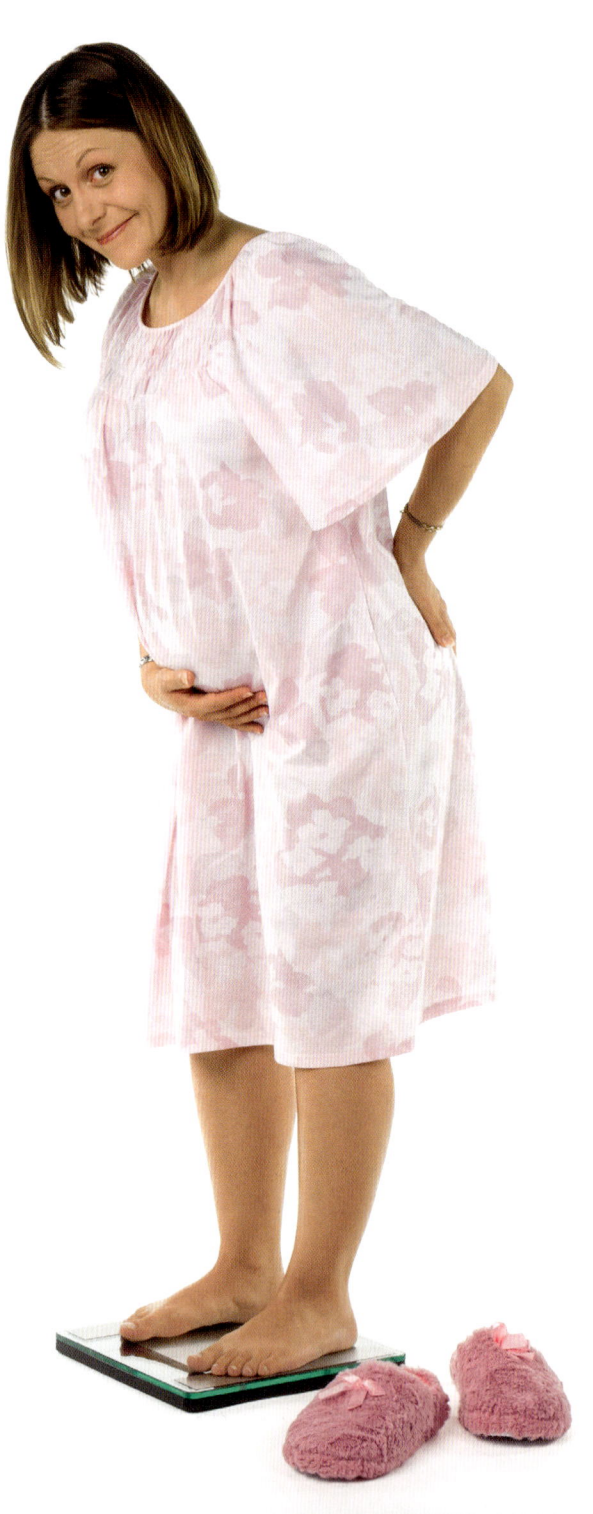

EIN BISSCHEN SCHWANGER ...

... gibt es nicht!

Geplant oder ungeplant, mit dem positiven Schwangerschaftstest und der Bestätigung durch Ihre Frauenärztin beginnt ein neuer Lebensabschnitt. Der Bauch wächst und eine neue Rolle beginnt für Sie.
Die Gefühle können zwischen Freude über das Kind und Unsicherheit ob der neuen Verantwortung schwanken.

Sie sind nun zu zweit und müssen für sich und für Ihr Kind einiges bedenken. Spätestens jetzt ist der Zeitpunkt gekommen, sich abwechslungsreich und gesund zu ernähren, denn Ihr Baby braucht hochwertige Nahrung.

Im Alltag ist man manchmal versucht, der Ernährung einen geringen Einfluss auf den Schwangerschaftsverlauf zuzuschreiben. Denn selbst bei schlechten Ernährungsgewohnheiten sind oftmals ein normaler Verlauf und gesunde Kinder zu sehen. Doch statistische Auswertungen sprechen eine andere Sprache:
Viele Fehlgeburten und Entwicklungsstörungen könnten durch eine abwechslungsreiche Ernährung und durch die Ergänzung von bestimmten Nährstoffen (z. B. ☞ Folsäure) verhindert werden.

Durch eine ausgewogene Kost versorgen Sie Ihr Kind nicht nur mit wichtigen Baustoffen für den jungen Körper

Der Einfluss während Schwangerschaft und Stillzeit, der nicht nur Geschmack, sondern auch spätere Gesundheitsparameter prägt, wird „Nutritional Programming" genannt.

und mit Substanzen, die es für die Erhaltung seines Stoffwechsels benötigt. Mit der richtigen Auswahl und Ihren persönlichen Essensvorlieben beeinflussen Sie auch schon die späteren Geschmacksvorlieben Ihres Kindes.

So zeigte sich z. B., dass Kindern von Schwangeren, welche gerne Karottensaft tranken, Karottenbrei besonders gut schmeckte.
Lucca, unser Model des Buches „Essen und Trinken im Kleinkindalter", liebt Nudeln mit Pesto schon von klein auf. Kein Wunder, denn ihre Mutter hatte während der Schwangerschaft einen Heißhunger darauf. Wer in solchem Fall allerdings wen beeinflusst, mag noch weiter erforscht werden.

Aus Nachkriegsstudien weiß man jedoch, dass Ernährungsmängel und das dadurch verursachte Aufholwachstum Auswirkungen, z. B. auf Herz-Kreislauf-Erkrankungen im späteren Alter, hatten. Ein Grund mehr, schon von Anfang an verantwortungsbewusst in Sachen Ernährung zu sein.

Beginn der Schwangerschaft – 1. bis 3. Monat

Das 1. Schwangerschaftsdrittel (das sogenannte 1. Trimenon oder 1. Trimester) ist gekennzeichnet durch erste Zellteilungen und den Aufbau der Organe. Wichtige Entwicklungsschritte, wie der Zusammenschluss der Neuralplatte zum Neuralrohr, erfolgen in diesen ersten Schwangerschaftswochen. Gehirn und Rückenmark erfahren so ihren Aufbau.

In den ersten 3 Monaten ist Ihr Kind gegenüber chemischen Einflüssen (z. B. Alkohol und Schwermetallen) am empfindlichsten.
Es gilt, möglichst alle schädigenden Substanzen zu meiden. Denn in diesem Zeitraum können Missbildungen entstehen oder evtl. Fehlgeburten ausgelöst werden. Jetzt verändert sich auch Ihr Geruchs- und Geschmackssinn und signalisiert Ihnen instinktiv, wenn Lebensmittel nicht von einwandfreier Qualität sind (Übelkeit, Gelüste ☞ „Was soll ich essen bei …").

Im 1. Trimenon wird von manchen Frauen noch nicht sehr viel mehr an Energie benötigt als zuvor. Einige Mineralstoffe und Vitamine müssen jedoch in hohen Mengen zur Verfügung stehen.
Ihr Körper ist ein Wunderwerk der Natur und reagiert auf den vermehrten Bedarf teilweise mit einer erhöhten Ausnutzbarkeit der Nährstoffe. Werden z. B. normalerweise nur 10 % des Eisens aus der Nahrung aufgenommen, kann die Verwertbarkeit im Laufe der Schwangerschaft auf bis zu 60 % ansteigen. Ähnliches gilt für Calcium.

Da der Mehrbedarf an anderen wichtigen Wirkstoffen, z. B. ☞ Folsäure, durch die Ernährung alleine nicht gedeckt werden kann, muss er durch Supplemente ergänzt werden.
Viele Ärztinnen empfehlen daher, Vitamine und Mineralstoffe vom Anfang der Schwangerschaft an in Form von Einzelpräparaten oder von speziell für Schwangere zugeschnittenen ☞ Multivitamin-Mineralstoffpräparaten zuzuführen.

Wachstum und Entwicklung – 4. bis 9. Monat

Im 2. Schwangerschaftsdrittel hat Ihr Kind die empfindlichste Zeit bereits überstanden und wächst enorm.
Calcium wird vermehrt gebraucht, da die Knochen aufgebaut und die Zähne gebildet werden. Ihr Körper reagiert mit einer besseren Verwertbarkeit des Calciums aus der Nahrung, sodass die normale Calciumzufuhr ausreicht.

Spätestens im 2. und 3. Trimenon werden zusätzlich zum durchschnittlichen Bedarf an Energie ca. 255 kcal pro Tag benötigt, die dem Aufbau des mütterlichen und kindlichen Gewebes dienen. Dieser Zusatzbedarf während der Schwangerschaft ist jedoch von Frau zu Frau etwas unterschiedlich.

Die Kalorienmenge – bei ☞ Übergewicht etwas weniger, bei ☞ Untergewicht bzw. Mehrlingsschwangerschaft etwas mehr – muss mit der Nahrung zugeführt werden.

Normalerweise haben Sie als Schwangere und Stillende einen größeren Appetit, sodass die benötigte Energie automatisch aufgenommen wird.

Tipp:
Lassen Sie sich schon vor der Geburt von Ihrer Hebamme, Mütter- und Väterberaterin oder Stillberaterin (☞ Adressverzeichnis) zeigen, wie Sie Ihr Kind anlegen bzw. bei Mehrlingsschwangerschaft Ihre Kinder gleichzeitig im Rückengriff stillen können.

Erhöhter Energiebedarf!

Sie brauchen allerdings nicht „für zwei", also nicht die doppelte Menge zu essen – Ihr Baby ist ja viel kleiner als ein zweiter Erwachsener! Die extra ca. 255 kcal stecken z. B. in einem zusätzlichen Käsebrot und etwas Gemüse. Zu viel an Nahrung führt zu einer erhöhten Gewichtszunahme.

Bei einer **Mehrlingsschwangerschaft,** wenn Sie zwei oder mehr Kinder bekommen, haben Sie schon während der Schwangerschaft (und auch später, wenn Sie stillen oder teilweise stillen) einen höheren Energiebedarf als bei einer Einzelschwangerschaft.

Statt extra 255 kcal brauchen Sie dann um ca. 400-600 kcal pro Tag mehr an Energie. Es treffen für Sie also fast schon die Lebensmittelmengen der Stillzeit zu.

Es kann dann auch zu einer raschen Entleerung der Vitaminspeicher und der Eisenreserven kommen. Daher wird ein ☞ Multivitamin-Mineralstoffpräparat sinnvoll sein.

Achten Sie auf ausreichende Eiweißzufuhr, da pro zusätzlichem Kind ca. 20 bis 30 g mehr Eiweiß gebraucht werden. Durch erhöhte Mengen an Milchprodukten und etwas mehr an Hülsenfrüchten lässt sich der Bedarf gut aufnehmen.

Essen Sie auch etwas mehr Fleisch, um den größeren Bedarf an ☞ Eisen zu decken! Wenn Sie sich vegetarisch ernähren wollen, sollten Sie eine Supplementierung von Eisen in Betracht ziehen.

Nährstoffbedarf oft enorm!

Eine ausgewogene Ernährung liefert Ihnen in der Schwangerschaft fast alle notwendigen Nährstoffe.

Manche Vitamine und Mineralstoffe werden jedoch in doppelt so hohem Ausmaß benötigt, obwohl nur 15 % mehr an Energie aufgenommen werden sollen. Nicht immer wird der Bedarf durch die erhöhte Ausnutzbarkeit während der Schwangerschaft gedeckt. Im Folgenden werden die Nährstoffe, deren Zufuhr kritisch sein kann, näher unter die Lupe genommen:

Folsäure (Folat)

Schon vor der Schwangerschaft nehmen über 90 % der Frauen nur halb so viel Folsäure wie empfohlen auf.

Deshalb ist eigentlich schon bei Kinderwunsch Folsäure nötig. Sie sollten daher spätestens dann Folsäure einnehmen, wenn Sie erfahren, dass Sie schwanger sind.
Besser wäre es, schon mind. 4 Wochen vor der Schwangerschaft damit zu beginnen.

Der notwendige Mehrbedarf an Folsäure in der Schwangerschaft ist sehr hoch und kann nur durch Supplemente gedeckt werden.
Täglich werden in der Schwangerschaft 400 µg ☞ Folsäure zusätzlich zu den Mengen aus der Nahrung (durchschnittlich 200 µg) benötigt.

Frauen, die bereits Fehlgeburten hatten oder ein Kind mit Neuralrohrdefekt

Zwischen dem 21. und dem 28. Schwangerschaftstag, wenn viele Frauen noch gar nicht wissen, dass sie schwanger sind, wird besonders viel Folsäure gebraucht.

zur Welt gebracht haben, sollen sogar eine deutlich höhere Dosis (bis zu 4 mg Folsäure pro Tag) einnehmen. Eine hohe Dosis kann allerdings die Wirkung von Medikamenten (bei Epilepsie) herabsetzen. Sprechen Sie mit Ihrer Ärztin!

Folsäure ist ein Vitamin, das für die Blutbildung und die Zellteilung benötigt wird und daher für das Wachstum des Ungeborenen in der Frühschwangerschaft unentbehrlich ist.

In diesem Zeitraum schließt sich die Neuralplatte, die Vorstufe von Gehirn und Rückenmark, zum Neuralrohr. Ein Mangel an Folsäure kann in diesen Tagen zum Neuralrohrdefekt, dem „offenen Rücken" (auch Spina bifida genannt) führen.
Somit kann ein Folsäuremangel Fehlentwicklungen von Rückenmark, Zentralnervensystem und Lendenwirbelsäule verursachen. Fehlgeburten, Totgeburten oder schwere Schäden (z. B. Lähmungen der Beine) können die Folge sein.

In Österreich sind jährlich ca. 80 Kinder davon betroffen, in Deutschland etwa 800. Bis zu 50-70 % der Fälle und viele Fehlgeburten bzw. Abtreibungen infolge von sichtbaren Schäden könnten durch rechtzeitige, ausreichende Folsäuregaben verhindert werden.

Doch auch nach dem Neuralrohrschluss, speziell im ganzen 1. Schwangerschaftsdrittel, ist eine zusätzliche

Einnahme an Folsäure sehr wichtig. Denn es werden bei genügend Folsäuregabe auch weniger Harnröhrendefekte und angeborene Herzfehler festgestellt. Weiters scheinen seltener Lippen-Kiefer-Gaumenspalten sowie Down-Syndrom aufzutreten.

Folsäure, die in der Nahrung als Folat vorliegt, ist gegenüber Hitze und Sauerstoff sehr empfindlich und gut wasserlöslich, sodass sie beim Kochen schnell ins Kochwasser übergeht. Am besten ist, Sie verwenden das Kochwasser von Gemüse möglichst für Saucen oder Suppen.
Man rechnet mit einem durchschnittlichen Zubereitungsverlust von 35 % – also von etwa einem Drittel. Im Extremfall können aber auch mehr als 70 % verloren gehen.

Mit einer Portion Blattsalat (75 g) und 4-5 Scheiben Weizenvollkornbrot ließen sich etwa 300 µg abdecken. Frühstückscerealien (z. B. Cornflakes) sind außerdem meist mit Folsäure angereichert.
Will man den restlichen Bedarf – in der Schwangerschaft gesamt 550 µg, in der Stillzeit 450 µg – über die Nahrung decken, so muss man täglich eine Portion von 100 g Hülsenfrüchten (roh gewogen), eine Portion gekochtes, folsäurereiches Gemüse und 2 Portionen Orangen bzw. Bananen verzehren.

Nur wenige Frauen decken daher durch ihre Nahrungsauswahl sicher den erhöhten, täglichen Bedarf.

Folsäurereiche Lebensmittel	
Hefe(aufstriche)	716 µg/100 g
Augenbohnen	540 µg/100 g
Weizenkeimlinge	520 µg/100 g
Mungbohnen	490 µg/100 g
Kichererbsen	340 µg/100 g
Sojabohnen	240 µg/100 g
Sojasprossen	160 µg/100 g
Eigelb roh	159 µg/100 g
Erbsen grün	159 µg/100 g
Spinat roh	145 µg/100 g
Vogerlsalat	145 µg/100 g
Spargel roh	108 µg/100 g
Kohlsprossen (Rosenk.)	101 µg/100 g
Karfiol (Blumenkohl)	88 µg/100 g
Weizenvollkorn	87 µg/100 g
Haselnüsse	71 µg/100 g
Kopfsalat	59 µg/100 g
Broccoli	39 µg/100 g
Erdäpfel (Kartoffeln)	29 µg/100 g
Orangen (Apfelsinen)	29 µg/100 g
Paradeiser (Tomaten)	22 µg/100 g
Weizenvollkornbrot	22 µg/100 g
Orangensaft	20 µg/100 g
Tofu	15 µg/100 g
Bananen	14 µg/100 g

Quelle: Souci, Fachmann, Kraut: „Die Zusammensetzung der Lebensmittel – Nährwerttabellen", 7. Auflage, medpharm scientific publishers Stuttgart 2008.

Jod

Vor allem im 1. Schwangerschaftsdrittel, wenn sich die kindliche Schilddrüse bildet, wird viel Jod benötigt.

Bei Jodmangel kann die geistige und körperliche Entwicklung des Kindes beeinträchtigt werden.
Das Risiko für Fehlgeburten erhöht sich, Hör- und Sprachstörungen können auftreten und Kinder kommen manchmal schon mit einer vergrößerten Schilddrüse zur Welt.

Zu einer richtigen Ernährung gehört neben dem 2-maligen Konsum von Seefisch pro Woche daher auch die Verwendung von jodiertem Speisesalz. In Österreich ist herkömmliches Salz jodiert. Wird hier würzig gesalzen und wöchentlich ausreichend Fisch gegessen, dann wird genug Jod aufgenommen.
Werden jedoch unjodierte Spezialsalze bzw. unjodierte Produkte aus dem Ausland verwendet, kann es zur Jodunterversorgung kommen.

In Deutschland rät das fke (Forschungsinstitut für Kinderernährung, Dortmund) insbesondere bei der Verwendung von unjodiertem Speisesalz allen Schwangeren zu einer ergänzenden Jodzufuhr von 100-150 μg Jod pro Tag mittels Präparaten.

Auch in der Schweiz kann jodiertes Speisesalz den Bedarf abdecken. In Deutschland soll extra Jod zugeführt werden (☞ Kasten).

Eisen

Als Bestandteil der roten Blutkörperchen ist Eisen für den Sauerstofftransport verantwortlich.
Durch die vermehrte Blutbildung in der Schwangerschaft steigt der Eisenbedarf. Sie benötigen etwa doppelt so viel Eisen wie sonst – vor allem im letzten Schwangerschaftsdrittel.

Allerdings erhöht sich während der Schwangerschaft auch der Anteil an Eisen, der aus der Nahrung aufgenommen wird – dadurch wird einem Mangel etwas entgegengewirkt.

Aus Fleisch kann Eisen besonders leicht aufgenommen werden, da es dort in einer Form vorliegt, die der Form von Eisen in unserem Körper ähnelt.

Kombinieren Sie eisenreiche Lebensmittel (☞ Kasten gegenüber) mit Vitamin-C-reichem Obst oder Gemüse (z. B. Kiwis, Ribiseln/Johannisbeeren, Zitrusfrüchten, Paprika, Petersilie), damit die Eisenaufnahme noch verbessert wird!

Trinken Sie nicht gleichzeitig oder nach einer eisenreichen Mahlzeit Kaffee oder Schwarztee! Essen Sie auch nicht gleichzeitig calciumreiche Milchprodukte, da beides die Eisenaufnahme hemmt.

Vegetarierinnen und Frauen, die selten Fleisch essen, könnten schon vor der Schwangerschaft einen zu geringen Eisenspeicher (Serum-Ferritin) haben.

Im Rahmen der Vorsorgeuntersuchungen wird der Eisenspiegel gemessen. Ein leicht erniedrigter Eisenspiegel ist in der Schwangerschaft normal – er besteht auch bei Gabe von Eisenpräparaten und bietet Schutz vor bakterieller Infektion.
Schwerer Eisenmangel geht jedoch mit einer Häufung von Früh- und Fehlgeburten bzw. vermindertem Wachstum des Kindes einher.

Ihre Ärztin wird Ihnen spätestens dann zu notwendigen Supplementen raten, wenn der Eisenspiegel oder der Eisenspeicher bedenklich niedrig ist oder gar bereits Mangelsymptome (Müdigkeit, Schwindel, Kopfschmerzen) vorhanden sind.
Dies ist am ehesten bei einer ☞ Mehrlingsschwangerschaft oder bei kurz hintereinander auftretenden Schwangerschaften der Fall.

Eisenpräparate nehmen Sie am besten abends „nüchtern" vor dem Schlafengehen ein. Die letzte Mahlzeit sollte ca. 3 Stunden zurückliegen.
Eisenpräparate sind evtl. schlecht magenverträglich (☞ „Was soll ich essen bei Übelkeit und Erbrechen?") oder wirken leicht stopfend. Beachten Sie in diesem Fall die Hilfestellungen aus dem Kapitel ☞ „Was soll ich essen bei Verstopfung?".

Eisenreiche Lebensmittel	
Sesamsamen	10,0 mg/100 g
Amaranth	9,0 mg/100 g
Weizenkeime	8,6 mg/100 g
Quinoa	8,0 mg/100 g
Hirse	6,9 mg/100 g
Sonnenblumenkerne	6,3 mg/100 g
Hafer	5,8 mg/100 g
Weizenvollkorn	3,2 mg/100 g
Weizenvollkornbrot	2,0 mg/100 g

Quelle: Souci, Fachmann, Kraut „Die Zusammensetzung der Lebensmittel – Nährwerttabellen", 7. Auflage, medpharm scientific publishers Stuttgart 2008.

Nehmen Sie Eisen nicht ohne Anraten Ihrer Ärztin ein, denn es gibt auch ein Zuviel an Eisen – vor allem bei einer erblichen Eisenspeicherkrankheit. Zu viel Eisen kann auch die Aufnahme von ☞ Zink in den Körper hemmen.

Zink
Zink wird für die Zellteilung Ihres Babys gebraucht, daher haben Schwangere etwa ab dem 4. Monat einen erhöhten Bedarf.
Ausreichend Zink benötigt aber auch Ihre Haut zum Schutz vor Schwangerschaftsstreifen.

Ein Zinkmangel geht mit niedrigem Geburtsgewicht einher und bei ausgeprägtem Mangel steigt das Risiko für eine Fehlgeburt. Vor allem vor und während der Geburt ist Zink nötig.

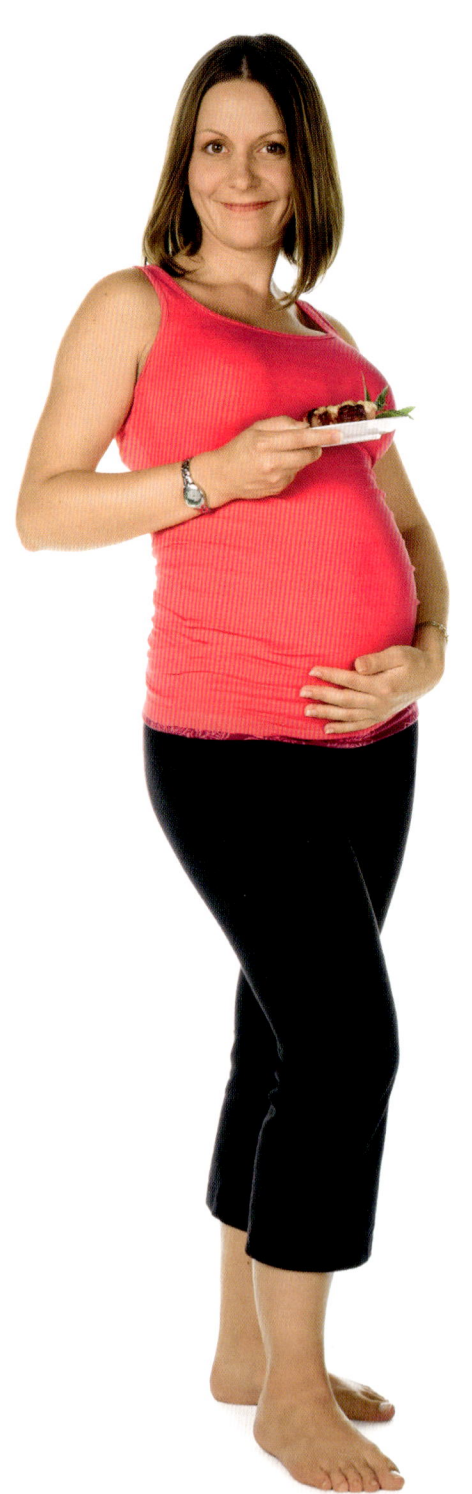

Zinkreiche Lebensmittel sind Lamm-, Rind- und Putenfleisch, Sardinen, Hartkäse, Vollkornprodukte und Weizenkeime, alle Hülsenfrüchte, Miso, ☞ Mohn und Nüsse sowie Trockenfrüchte.

Magnesium

Vollkornprodukte, Hülsenfrüchte, Tofu, Nüsse und Samen, Fleisch, Gemüse und Bananen haben eines gemeinsam: Sie enthalten relativ große Mengen an Magnesium. Auch ein Stück Nusskuchen ist eine hervorragende Quelle. Dieser Mineralstoff spielt in der Schwangerschaft eine große Rolle bei der Produktion und Veränderung von Eiweiß im Körper. Außerdem ist er maßgeblich an der Erregungsleitung vom Nerv zum Muskel beteiligt.

Vor allem im letzten Schwangerschaftsdrittel besteht ein erhöhter Magnesium-Bedarf, weil das Kind Magnesium einlagert.
Bei einem Mangel an Magnesium kann es zu Krämpfen oder frühzeitiger Wehentätigkeit kommen.
Deshalb kann es bei Krämpfen sinnvoll sein, Magnesium nicht nur mit zusätzlichen magnesiumreichen Lebensmitteln aufzunehmen, sondern zu supplementieren. Sprechen Sie mit Ihrer Ärztin, denn zu viel an Magnesium verursacht Erbrechen und Bluthochdruck.

B-Vitamine

Wenn Sie sich ohne jegliche tierische Produkte (also vegan) ernähren, dann müssen Sie Vitamin B_{12} ergänzen (Kapitel ☞ „Alternative Kostformen").

Bei einer gemischten Kost mit mind. 400 g Milch und Milchprodukten pro Tag sowie 2-3 Eiern pro Woche sind keine Vitamin B$_{12}$-Mängel zu befürchten. Auch für Vitamin B$_6$ gilt, dass es in der

Bedenken Sie bei der Einnahme von Folsäure, dass ein Vitamin-B$_{12}$-Mangel „maskiert" sein kann, d.h. er ist als solcher schwer erkennbar!

Schwangerschaft vermehrt gebraucht wird. Es kommt vor allem in tierischen Lebensmitteln, in Nüssen, Samen, Getreide und Hefe vor.

Vitamin B$_6$ ist ebenfalls ein wasserlösliches Vitamin, d.h. es muss laufend zugeführt werden, weil es nur in geringen Mengen gespeichert werden kann. Essen Sie deshalb täglich ausreichende Mengen an Vollkornprodukten, Milch und Milchprodukten und tierischen Lebensmitteln!

Omega-3-Fettsäuren
Wechseln Sie auf Pflanzenöle, die reich an ☞ Omega-3-Fettsäuren sind, z. B. Rapsöl, Leinöl, Walnussöl. Sie können als Alternative bzw. Ergänzung auch häufiger zu Fisch greifen.

Für das große Zellwachstum in der Schwangerschaft werden diese Fettbestandteile dringend gebraucht.

Im 3. Trimenon – vor allem im letzten Schwangerschaftsmonat – erfolgt die Gehirnreifung und die Ausreifung der Sehkraft Ihres Kindes, die positiv durch Fischöle beeinflusst werden.

Essen Sie spätestens dann am besten zwei Fischportionen pro Woche, denn die enthaltenen Omega-3-Fettsäuren wirken sich evtl. auch auf die Intelligenz Ihres Kindes aus. Sie helfen mit, ein niedriges Geburtsgewicht zu verhindern, und haben insgesamt positive Auswirkungen auf den Schwangerschaftsverlauf.

Ist mehr ☞ Fisch in der Nahrung der Mutter, so sinkt die Gefahr einer Frühgeburt.

Wählen Sie fetten Meeresfisch, wie Lachs, Hering oder Makrele, einmal pro Woche, wobei dieser nicht aus der Ostsee stammen sollte.

Fettfische aus der Ostsee sind nähmlich stärker mit dem Schadstoff Dioxin und dioxinähnlichen Verbindungen belastet. Dorschleber soll aus dieser Region nicht konsumiert werden.

Schränken Sie stark schwermetallbelastete Sorten (Kapitel ☞ „Schwermetalle") und seltene Fischarten ein.

Omega-3-Fettsäuren gibt es mittlerweile auch in Kapselform (Fischölkapseln), haben aber die unangenehme Nebenwirkung eines „fischigen" Aufstoßens. Sie sind in die Fettaufnahme einzuberechnen.

Wenn Sie weder Fisch in der Nahrung noch Supplemente wählen, sollten Sie regelmäßig Leinöl verwenden.

Vitamin D

Im Sommer bei ausreichender Sonneneinstrahlung (Aufenthalt auch im Schatten) wird genügend Vitamin D im Körper aktiviert. Untersuchungen zeigen aber, dass Vitamin D von Schwangeren meist zu wenig aufgenommen wird. Es wird jedoch unter anderem für den Einbau des Calciums in den Knochen benötigt.

Gemeinsam mit Folsäure und Jod zählt es zu den Nährstoffen, von denen – vor allem im Winter – eine Supplementierung sinnvoll sein kann.

Nährstoffsupplemente für Schwangere

Bei ausgewogener Kost nach den 7 Lebensmittelgruppen – unter genügender Verwendung von Vollkornprodukten und Fleisch – lässt sich fast der gesamte Nährstoffbedarf abdecken.

Das einzige sehr kritische Element ist ☞ Folsäure, welche ergänzt werden soll, da mehr als 90 % der Schwangeren nicht genug Folsäure über die Nahrung zuführen.

Eventuell müssen ☞ Jod und ☞ Eisen dazugenommen werden. Eine Supplementierung mit Omega-3-Fettsäuren ist wichtig, wenn kein Fisch gegessen wird.

In Österreich wurden im Österreichischen Ernährungsbericht 2003 zudem noch zu niedrige Aufnahmemengen an Vitamin D und Calcium festgestellt.

Denn es werden meistens zu wenig Fisch, Milchprodukte und Vollkornprodukte gegessen.

Es gibt verschiedene Einzel- und ☞ Multivitamin-Mineralstoffpräparate auf dem Markt, die verhindern wollen, dass Unterversorgungen an Vitaminen und Mineralstoffen während der Schwangerschaft und Stillzeit auftreten. Ihre Zusammensetzung ist sehr unterschiedlich und muss daher auch differenziert beurteilt werden.

In der Regel decken sie eine große Bandbreite an Vitaminen und Mineralstoffen ab und sind speziell auf den Bedarf von Schwangeren zugeschnitten, sodass sie vor allem bei etwas unausgewogener Kost (☞ „Was soll ich essen bei Heißhunger, Gelüsten und Abneigungen?") empfehlenswert sind.

Sie liefern eine Vielzahl an Nährstoffen, die mit einer ausgewogenen Ernährung auch ausreichend aufgenommen werden (Zink). Allerdings kann bei einseitiger, kostensparender Ernährung manchmal eine Unterversorgung weiterer Nährstoffe auftreten. Generell sollen Sie jede Einnahme eines Präparates mit Ihrer Ärztin besprechen!

Hier eine Differenzierung einzelner Präparate (kein Anspruch auf Vollständigkeit), damit Sie gemeinsam mit Ihrer Ärztin je nach Bedarf das richtige auswählen können.

In Elevit pronatal und Pregnavit ratiopharm, den in Österreich (bzw. in der

Schweiz) gängigsten Präparaten, ist kein ☞ Jod zugesetzt. Jodiertes Salz deckt hier in der Regel den Bedarf.
Bei Einnahme dieser Präparate müsste in Deutschland speziell auf die Verwendung von Jodsalz geachtet werden. Anderenfalls sollten Sie Ihre Nahrung mit Jodtabletten ergänzen.
Gynefam enthält nur ca. ein Sechstel der in Deutschland benötigten Menge. Alle anderen (Centrum Materna, Milupa NeoVin, Nestle Pro Natal, Hipp Natal Activ, Orthomol natal, Femi-Peri Natal, Mammut Folsäure prenatal, Gynvital Gravida, DAS gesunde PLUS „A-Z Mama" und Femibion) enthalten Jod und sind daher für deutsche Leserinnen, die kein oder wenig Jodsalz verwenden, angeraten.

Alle oben angeführten Präparate enthalten laut Angaben der Hersteller ☞ Folsäure in Mengen zwischen den empfohlenen 400 µg und den von manchen (amerikanischen) Wissenschaftern angeratenen 800 µg.
Fast alle (außer Mammut Folsäure prenatal) beinhalten ☞ Vitamin B_1, B_2 und B_6 sowie meist auch B_{12} in unterschiedlichen Mengen (wichtig für Vegetarierinnen!).

In fast allen findet sich ☞ Eisen in unterschiedlichen Mengen. Sieht Ihre Ärztin den Bedarf einer Supplementierung, so sollte die Menge ca. 30 mg in einer Tagesdosis betragen. Elevit pronatal enthält übermäßige 60 mg, was das Bakterienwachstum im Darm anregen kann.

Manche andere Präparate enthalten unter 15 mg, die ausreichend wären, wenn regelmäßig genügend Fleisch gegessen wird.

Elevit pronatal, Milupa NeoVin, Nestle Pro Natal, Orthomol natal und Centrum Materna beinhalten anteilige Mengen an ☞ Calcium und ☞ Magnesium. Pregnavit und Gynvital Gravida liefern nur Calcium, während Hipp Natal Activ und Femibion nur Magnesium bieten.

Pregnavit enthält kein ☞ Zink. Die anderen Präparate enthalten zwischen 3 und 15 mg davon, meist zwischen 5 und 7 mg.

Milupa NeoVin und Hipp Natal Activ enthalten kein ☞ Vitamin A.
Centrum Materna, Femi-Peri Natal, Femibion, Orthomol natal und DAS gesunde PLUS „A-Z Mama" enthalten die günstigere Vitamin-A-Vorstufe Beta-Carotin.
Elevit pronatal, Nestle Pro Natal und Pregnavit enthalten Vitamin A in entsprechender Menge, dürfen aber nicht überdosiert werden (Tagesdosis nicht überschreiten). Außerdem muss darauf geachtet werden, dass keine anderen Vitamin-A-haltige Präparate gleichzeitig genommen werden (keine Kombination mehrerer Vitamin-A-hältiger Präparate!!!).

Elevit, Pregnatvit ratiopharm, Centrum materna, Orthomol natal, Gynefam, Femibion, DAS gesunde PLUS „A-Z

Mama", Gynvital Gravida und Mammut Folsäure bieten zudem zwischen einem Viertel und 50 % der empfohlenen Tageszufuhr an Vitamin D. Dies ist vor allem im Winter relevant.

Pregnavit ratiopharm, Centrum materna, Orthomol natal, Femibion II, Gynefam I und II sowie Gynvital Gravida enthalten zudem Omega-3-Fettsäuren. Teilweise in extra Kapseln für die Spätschwangerschaft.

Folio forte enthält nur Jod, Folsäure und Vitamin B_{12}. Es ist daher gut geeignet für deutsche Vegetarierinnen, die sich ausgewogen ernähren.
Aktiferrin compositum enthält reichlich Folsäure und die fast 4-fache Dosis an Eisen. Es soll unbedingt nur in Absprache mit der Ärztin genommen werden.

Generell kann zum Abschluss gesagt werden, dass die Präparate manchmal von Babynahrungsherstellern genutzt werden, um eine Markenbindung zu bewirken.

Ausgangsgewicht, …

Nicht viel mehr, sondern bessere Qualität zu essen, ist für viele Schwangere eine Herausforderung. Kein Thema bewegt sie so sehr wie ihr Körpergewicht und die Gewichtszunahme. Aus Sicht der Wissenschaft gilt es, schon vorher innerhalb eines Normalbereichs zu bleiben.

Ein Zuviel oder Zuwenig ist mit erhöhtem Risiko für Erkrankungen verbunden.
Früher galt für die Ermittlung des Normalgewichtes für Erwachsene die Faustregel „Körpergröße in cm minus 100". Als Bandbreite des normalen Gewichtes wurden ca. 10 % auf oder ab toleriert. Diese Werte sind jedoch in den Randbereichen recht vage. Daher wurde der Body-Mass-Index entwickelt – eine zwar abstrakte, aber genauere Messeinheit.

Zum Beispiel hat die „Durchschnittsfrau" von 60 kg und einer Größe von 1,65 m einen BMI von $60 : 1{,}65^2 = 22$.
Normalgewichtige Erwachsene haben einen BMI von 18,5 bis 24,9.

Ein BMI darunter bedeutet Untergewicht, ein BMI von 25 bis unter 30 leichtes Übergewicht, ab 30 schweres, ab 40 sehr schweres Übergewicht.
Bei Untergewicht soll während einer Schwangerschaft mehr Gewicht zugenommen werden, bei Übergewicht ist eine deutlich geringere Gewichtszunahme empfohlen.

BMI = kg KG : m² KL

Der Body-Mass-Index (BMI) errechnet sich aus dem Körpergewicht (KG) in kg dividiert durch die Körperlänge (KL) in m zum Quadrat.

... Energiebedarf ...

Generell ist der Energiebedarf von Frau zu Frau sehr unterschiedlich. Er hängt von Größe, Gewicht, Alter und Betätigung ab.

Laut DACH-Referenzwerten 2015 (den Empfehlungswerten für Deutschland, Österreich und die Schweiz) benötigt eine 15- bis 19-jährige junge Frau, die eine leichte Tätigkeit (z. B. Bürotätigkeit) durchführt, eine Energiezufuhr von ca. 2.000 kcal pro Tag.

Bei 19- bis 25-jährigen Frauen sinkt der Energiebedarf auf ca. 1.900 kcal, während 25- bis 50-jährige nur mehr ca. 1.800 kcal brauchen. Sie sehen also, dass der Energiebedarf für Frauen ab 25 Jahren weiter sinkt. Auch im späteren Alter ist das so.

Mittelschwere körperliche Tätigkeit (Labortätigkeit) erhöht den Bedarf an Energie um 300 kcal. Schwerere körperliche Tätigkeit (Hausfrauen, Verkäuferinnen, Kellnerinnen) erhöht den Verbrauch um insgesamt 600 kcal.

... und Gewichtszunahme

Jede Schwangerschaft ist anders – auch im Gewichtsverlauf. Etwa ein Drittel der Gewichtszunahme machen das Baby und die Placenta (der Mutterkuchen) aus.

Ein weiteres Drittel wird von mütterlichem Gewebe (z. B. Wachstum der Brust) und von vermehrter Körperflüssigkeit der Mutter verursacht.

Das 3. Drittel bildet sich aus Fettreserven, die als Energiedepot für die Geburt und die Stillzeit angelegt werden.

Im ersten Drittel der Schwangerschaft ist mit einer Gewichtszunahme von insgesamt ca. 1-3 kg zu rechnen.

Manche Frauen nehmen in den ersten Schwangerschaftswochen an Gewicht ab. Schuld daran ist die ☞ Übelkeit, die infolge der hormonellen Umstellung auftreten kann. Typischerweise kommt es zu morgendlichem ☞ Erbrechen. Die Symptome verschwinden meist nach einigen Wochen wieder.

Besonders bei Schwangerschaftsübelkeit ist darauf zu achten, dass möglichst aus allen Lebensmittelgruppen zumindest kleine Portionen gegessen werden.

Die durchschnittliche Gewichtszunahme beträgt am Ende der Schwangerschaft ca. 500 g pro Woche. Eine zu rasche Gewichtszunahme ist bedenklich!

Durchschnittlicher Gewichtsverlauf	
1. bis 12. Woche	+ 1-3 kg
13. bis 16. Woche	+ 1 kg
17. bis 22. Woche	+ 2 kg
23. bis 26. Woche	+ 2 kg
27. bis 39. Woche	+ 6,5 kg

Nach: Forschungsinstitut für Kinderernährung, Dortmund (fke).

Die gesamte Gewichtszunahme hängt eng mit dem Ausgangsgewicht zusammen.

Bei einem normalen Gewichtsbereich von ☞ BMI 18,5 bis BMI 24,9 soll die Gewichtszunahme laut IOM (Institute of Medicine) zwischen 11,5 und 16,0 kg ausmachen.

Mehr sollten es nicht sein, denn das wäre ein Hinweis auf unkontrolliertes Essverhalten, frei nach dem Motto „Jetzt darf ich zunehmen, jetzt spielt ein bisschen Süßes keine Rolle!".

Versuchen Sie ☞ Heißhungeranfälle in den Griff zu bekommen und verteilen Sie die Beilagen auf 4-5 Mahlzeiten.

Jedoch kann auch Bewegungsmangel hinter einem stärker ansteigenden Körpergewicht stecken. Achten Sie auf ausreichende körperliche Betätigung! Das führt nicht nur zu einem höheren Kalorienverbrauch und stärkt den Kreislauf, sondern unterstützt Sie später auch beim Geburtsvorgang und tut dem Ungeborenen in seiner Entwicklung gut.

Grundsätzlich sind Sportarten mit gleichmäßigen und sanften Bewegungsabläufen (Wandern, Radfahren am Hometrainer, Schwimmen, Bauchtanz, spezielle Gymnastik) sehr gut geeignet. Meiden Sie in der Schwangerschaft Sportarten, die mit großen Erschütterungen oder großem Kraftaufwand verbunden sind! Idealerweise bewegen Sie sich zumindest 3-mal pro Woche für 30 Minuten oder mehr.

Übergroße – vor allem aber rasche – Gewichtszunahmen sollten jedoch mit Ihrer Ärztin genauso besprochen werden wie zu geringe Gewichtszunahmen. Beides kann ein Risiko für das Kind bedeuten.

Bei geringer Zunahme kann eine Unterversorgung des Kindes vorliegen, welche manchmal zu einem niedrigen Geburtsgewicht bzw. im schlimmsten Fall zu einer Fehlgeburt führen kann. Ein niedriges Geburtsgewicht ist mit einem späteren Risiko für Herz-Kreislauf-Erkrankungen, Übergewicht, Bluthochdruck und Diabetes verknüpft.

Ihre persönliche Gewichtskurve

Als kleine Hilfestellung für eine passende Gewichtszunahme füge ich hier 3 Gewichtstabellen an, die nach den Guidelines des Institutes of Medicine (IOM) 2009 erstellt wurden.

Sie geben die Bandbreite an, innerhalb derer die Gewichtszunahme bei Normalgewicht, leichtem und schwerem Übergewicht erfolgen soll. Sie können Ihre persönliche Gewichtszunahme darin ankreuzen.

Bei einer Gewichtszunahme von 1 kg pro Woche oder mehr muss von Ihrer Ärztin dringend abgeklärt werden, ob eine Stoffwechselstörung vorliegt!

Ihre persönliche Gewichtskurve zum Ankreuzen

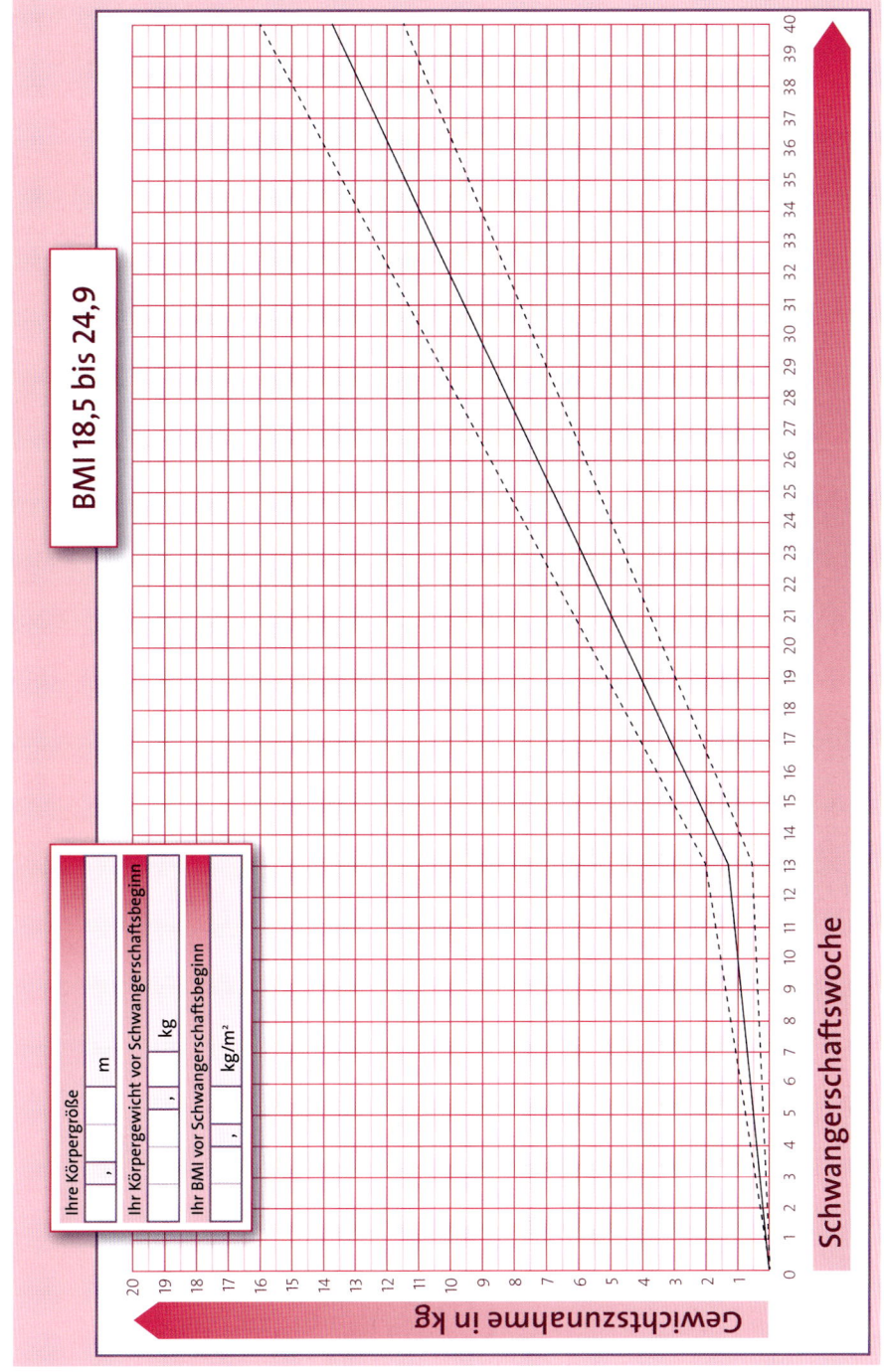

BMI 18,5 bis 24,9

Ihre Körpergröße	,	m
Ihr Körpergewicht vor Schwangerschaftsbeginn	,	kg
Ihr BMI vor Schwangerschaftsbeginn	,	kg/m²

Gewichtszunahme in kg

0 1 2 3 4 5 6 7 8 9 10 11 12 13 14 15 16 17 18 19 20 21 22 23 24 25 26 27 28 29 30 31 32 33 34 35 36 37 38 39 40

Schwangerschaftswoche

1 2 3 4 5 6 7 8 9 10 11 12 13 14 15 16 17 18 19 20

Ihre persönliche Gewichtskurve zum Ankreuzen

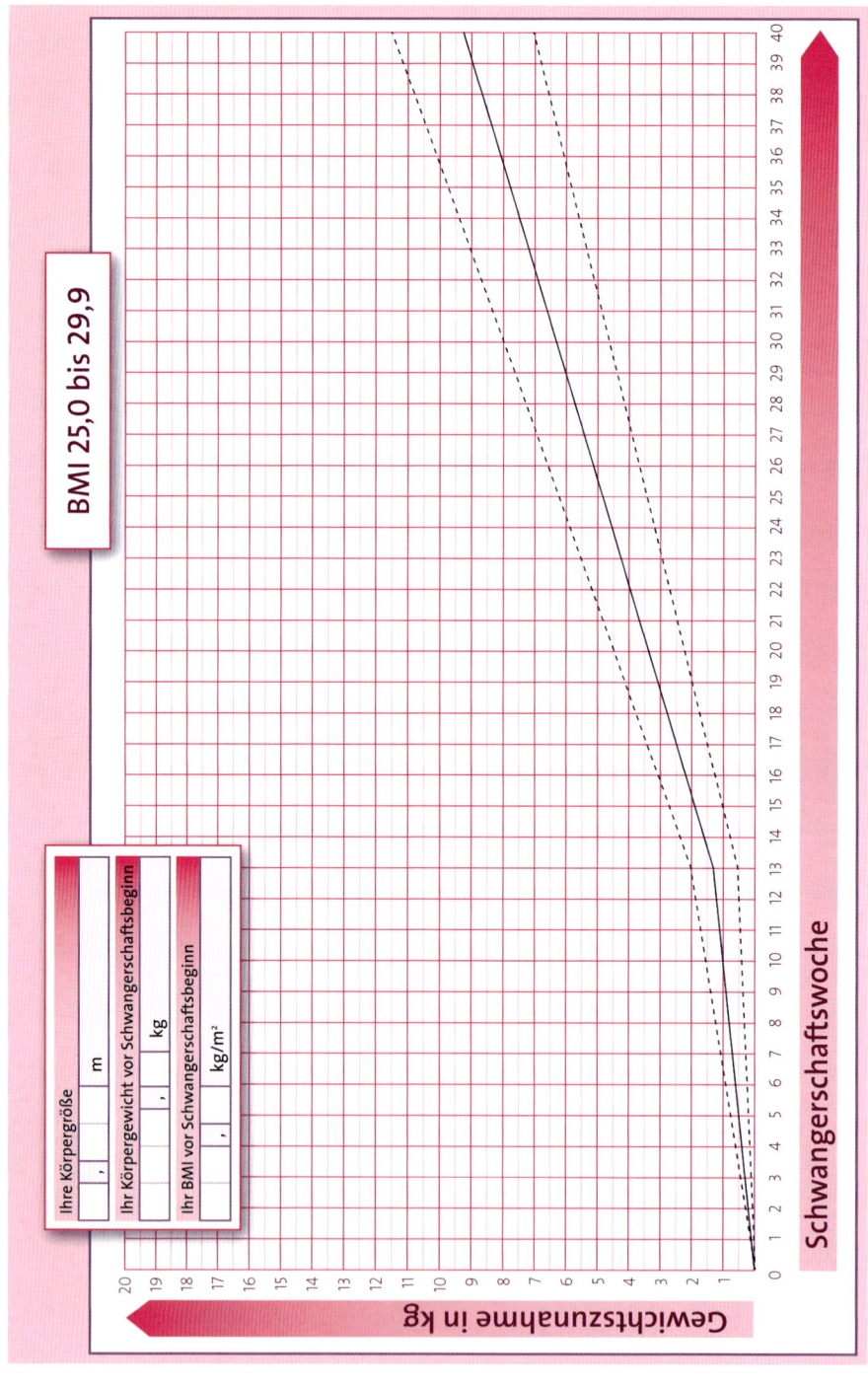

BMI 25,0 bis 29,9

Ihre Körpergröße	,	m
Ihr Körpergewicht vor Schwangerschaftsbeginn	,	kg
Ihr BMI vor Schwangerschaftsbeginn	,	kg/m²

Gewichtszunahme in kg

Schwangerschaftswoche

Ihre persönliche Gewichtskurve zum Ankreuzen

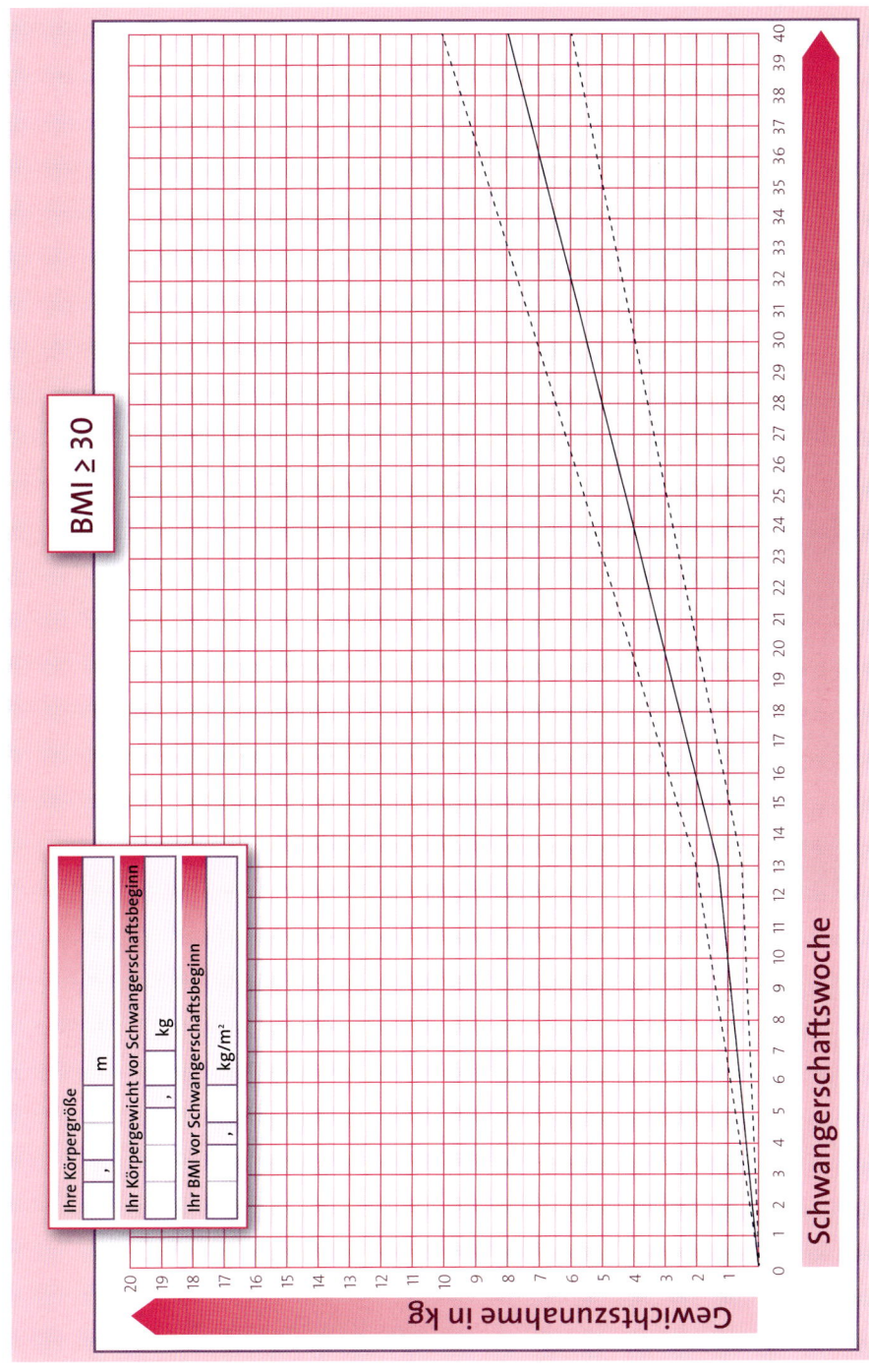

BMI ≥ 30

Ihre Körpergröße		,		m
Ihr Körpergewicht vor Schwangerschaftsbeginn		,		kg
Ihr BMI vor Schwangerschaftsbeginn		,		kg/m²

Gewichtszunahme in kg

Schwangerschaftswoche

Untergewicht in der Schwangerschaft

Bestand jedoch vor der Schwangerschaft Untergewicht oder ein niedriges Normalgewicht mit einem ☞ BMI unter 18,5 dann soll bei einer Einzelschwangerschaft die Gewichtszunahme in etwa 12,5-18 kg betragen, um Reserven für das Stillen zu bilden.

Doch ist dies gar nicht so leicht, wenn gewöhnlich kleine Portionen gegessen werden oder wenn Sie eine „schlechte Futterverwerterin" sind.

Hier ein paar Tipps zum Zunehmen:

• Essen Sie reichlich Beilagen und Brot!

• Reichern Sie gekochtes Gemüse mit etwas Sauerrahm, Schlagobers oder Butter an!

• Knabbern Sie vormittags zur Zwischenmahlzeit 2 Hände voll Nüsse und Trockenfrüchte!

• Verwenden Sie zum Abbraten und für den Salat ausreichend Öl!

• Reichern Sie den Salat mit Sesam, Sonnenblumenkernen etc. an!

• Betreiben Sie regelmäßig ☞ Sport, das erhöht das Geburtsgewicht des Kindes etwas!

Sollten Sie trotz dieser Tipps nicht zunehmen, so sprechen Sie bitte mit Ihrer Ärztin oder einer Diätologin.

Eventuell können medizinische Ursachen hinter einem zu geringen Gewicht bzw. einer mangelnden Gewichtszunahme stecken.

Übergewicht in der Schwangerschaft

Liegt mäßiges Übergewicht – ein BMI ab 25 bis 29,9 – vor, dann sollen nicht mehr als 7-11,5 kg zugenommen werden. Ab einem BMI von 30 soll eine Gewichtszunahme von 5-9 kg in der Schwangerschaft nicht überschritten werden.

Eine höhere Gewichtszunahme bleibt meist nicht ohne Folgen. Untersuchungen zeigen, dass bei Frauen, die vor der Schwangerschaft übergewichtig gewesen waren und während der Schwangerschaft mehr als 16 kg zugenommen hatten, nach einem Jahr deutlich mehr Gewicht auf der Waage verblieb, als vorher da gewesen war.

Lassen Sie sich bei Ihrer Vorsorgeuntersuchung bei der Frauenärztin zu diesem Thema beraten.

• Vermeiden Sie während der Schwangerschaft auf jeden Fall Abmagerungskuren, Fasttage oder selbst verordnete „Schalttage" (z. B. Reistage). Näheres dazu finden Sie im Kapitel ☞ „Diäten meiden!"

• Trinken Sie vor den Mahlzeiten 1 Glas Wasser, das füllt den Magen und reduziert das Hungergefühl.

- Trinken Sie generell eher Wasser oder ungesüßten Tee und verzichten Sie auf gesüßte Getränke (Limonaden, Eistee, Wellnessdrinks).

- Essen Sie bewusst langsam und kauen Sie länger, damit die Sättigung früher spürbar wird. Legen Sie evtl. während der Mahlzeit eine Pause ein, in der Sie das Besteck weglegen und die Speise bewusst genießen.

- Halten Sie die Länge der Pausen zwischen den einzelnen Mahlzeiten ein.

- Essen Sie nicht stehend vor dem Kühlschrank, sondern bereiten Sie einen Teller mit Speisen vor, die Sie an Ihrem Essplatz in Ruhe zu sich nehmen.

- Achten Sie auf Ihr natürliches Hunger- und Sättigungsgefühl. Lassen Sie Reste für später übrig.

Weitere Tipps zur Einschränkung der Gewichtszunahme bzw. zur Gewichtreduktion nach der Stillzeit finden Sie in unserer Broschüre „Essen und Trinken in der Stillzeit" (☞ weiterführende Literatur).

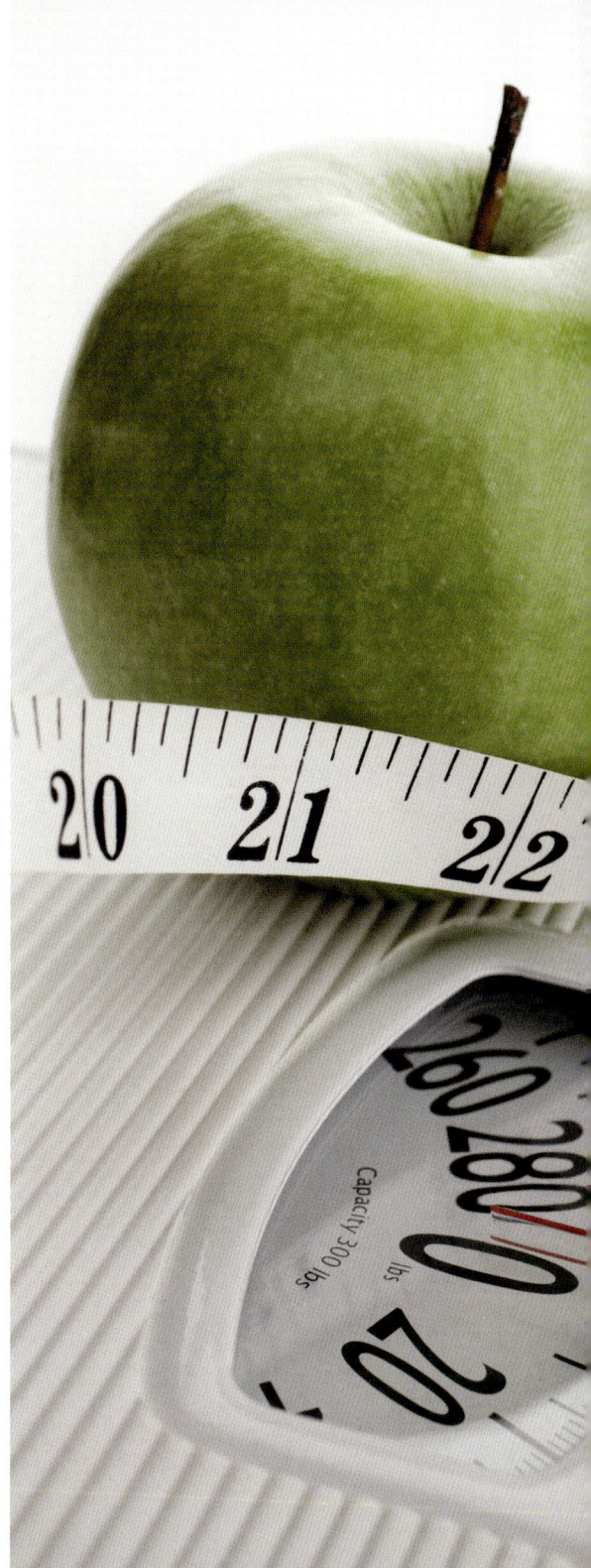

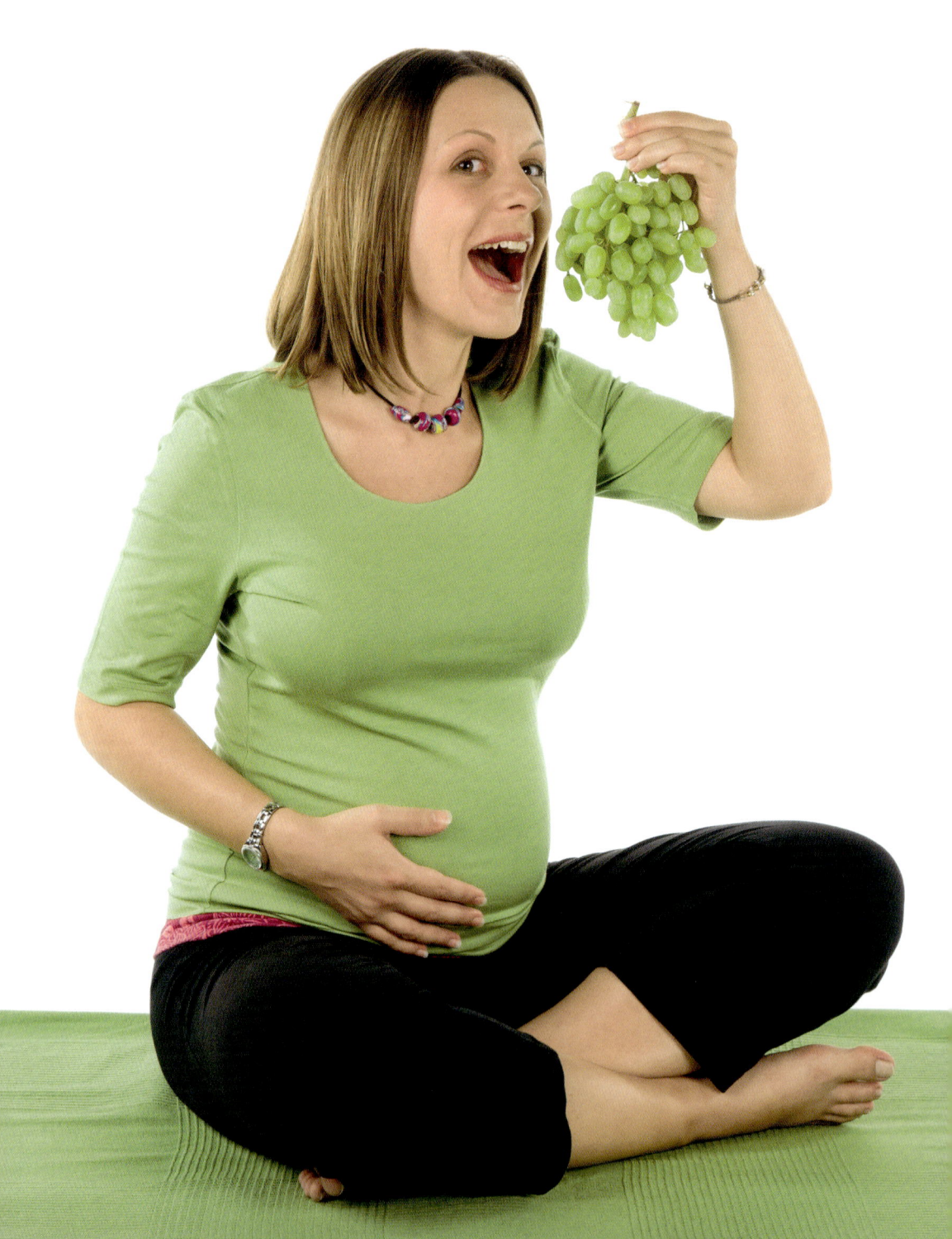

ERNÄHRUNG UND KOSTFORMEN

Ausgewogene Ernährung

Wenn Sie bereits ausgewogen nach folgenden 7 Lebensmittelgruppen essen, brauchen Sie sich kaum Gedanken über Ihre Ernährung zu machen. Anderenfalls können Sie die Zeit der Schwangerschaft nutzen, um sie zu verbessern.

Was auf den Teller kommt und was optimalerweise auf den Teller kommen sollte, unterscheidet sich oft beträchtlich. Viel zu energiereiche Hausmannskost oder der häufige Verzehr von Fastfood prägen nach wie vor den Essalltag vieler Mitteleuropäerinnen.

Doch seit einigen Jahren geht der Trend zur leichten Küche, zu mehr Obst und Gemüse.

Vor allem Frauen ernähren sich oft gesundheitsbewusster. „Richtige Ernährung" kommt ihrem Wunsch nach mehr pflanzlicher Kost entgegen.

Im 1. Drittel der Schwangerschaft besteht vor allem ein Mehrbedarf an Getränken, Obst, Gemüse und Milchprodukten. Durch die höhere Milchmenge wird der Bedarf an Eiweiß und Calcium gut abgedeckt. Früher galt der Spruch „Jedes Kind kostet die Mutter einen Zahn". Das gilt heute – bei guter Calciumversorgung und verbesserter Zahnpflege – nicht mehr.

Spätestens im 2. und 3. Trimenon erhöht sich der Bedarf an Brot und Beilagen, Fetten und eiweißreichen, tierischen Lebensmitteln. Der Bedarf an Eiweiß steigt etwa ab dem 4. Monat, weil es nicht nur für das schnell wachsende Kind, sondern auch für die Vergrößerung Ihres Blutvolumens und den Aufbau der Gebärmutter sowie der Brüste benötigt wird.

Wie sieht nun eine ausgewogene Ernährung in der Praxis aus?

Zwei Drittel dessen, was auf den Teller kommt, sollen pflanzlich sein. Das restliche Drittel entfällt auf Milch und Milchprodukte, Fisch, Eier und Fleisch. Anders ausgedrückt, sollen wir reichlich bei pflanzlichen Lebensmitteln und Getränken zugreifen, mäßig tierische Lebensmittel konsumieren und nur äußerst sparsam fett- und zuckerreiche Lebensmittel genießen.

Neben dem Essen spielt auch das Trinken eine große Rolle. Täglich sollen mind. 1,5 l Flüssigkeit aufgenommen werden. Ein Überblick über die Getränke- und Lebensmittelmengen für Schwangere finden Sie im Kapitel ☞ „Die 7 Lebensmittelgruppen".

Generell ist es so, dass es nur wenige verbotene Lebensmittel gibt. Jedes Nahrungsmittel darf seinen Platz haben, doch kommt es auf die Zubereitung und auf das richtige Maß an. Die Relation der Speisen auf dem Teller zueinander und die richtige Menge ist bedeutsam.

Mahlzeitenverteilung

Verteilen Sie Ihre Nahrung am besten auf drei Hauptmahlzeiten und je eine kleine Zwischenmahlzeit vormittags und nachmittags.

Die Leistungsfähigkeit liegt vor allem nachmittags höher, wenn Zwischenmahlzeiten gegessen werden. Mindestens eine der Hauptmahlzeiten sollte warm eingenommen werden, damit wichtige Lebensmittel wie Gemüse, Getreide, Erdäpfel (Kartoffeln), Fleisch und Fisch nicht zu kurz kommen.

Essen Sie als Zwischenmahlzeit ein Joghurt, ein Stück Obst oder ein kleines Brot mit Aufstrich (Rezepte dazu finden Sie in unserem Buch ☞ „Coole Rezepte für zwischendurch").

Fünf kleine Mahlzeiten helfen mit, große Schwankungen des Blutzuckerspiegels zu vermeiden (Kapitel ☞ „Was soll ich essen bei Heißhunger, ...?").

Bei größeren Mahlzeiten wird mehr Blutzucker gebildet und deshalb mehr Insulin ausgeschüttet. Insulin transportiert den Zucker aus dem Blut in die Zellen. Werden die Nahrungsmittel auf mehrere, kleinere Mahlzeiten verteilt, dann steigt der Blutzuckerspiegel nicht so stark an.

Die richtige Auswahl innerhalb der Lebensmittelgruppe der Beilagen beeinflusst den Blutzuckerspiegel ebenfalls sehr stark. So führt ein Vollkornbrot zu einem langsameren Anstieg als eine Semmel. Treffen Sie also auch innerhalb der Gruppen eine sorgsame Wahl.

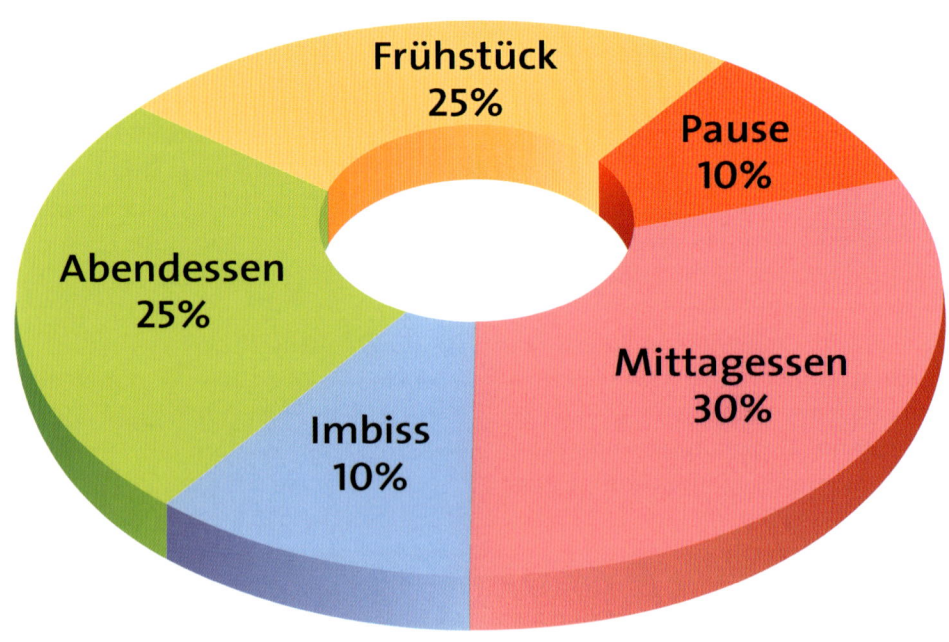

Diäten meiden!

Eingeschränkte Nahrungszufuhr führt zu einer momentanen Unterversorgung des Ungeborenen an lebenswichtigen Nährstoffen, vor allem was wasserlösliche Vitamine betrifft.

Einseitige Ernährungsweisen, z. B. Schalttage, an denen nur ein Lebensmittel gegessen wird, schaden daher der gleichmäßigen Versorgung des Kindes.

Auch Diäten auf eigene Faust sollten Sie in der Schwangerschaft auf jeden Fall unterlassen.

Wenn Sie hungern oder einseitig essen, setzt der Körper aus dem Fettgewebe nicht nur Schadstoffe, sondern auch spezielle Energiebausteine frei, die von Erwachsenen gut als Energieträger genutzt werden können, jedoch für das Ungeborene schlecht verwertbar sind.

Das Kind hungert somit ungewollt mit. Außerdem kann die veränderte Hormonlage der hungernden Mutter eine Frühgeburt auslösen.

Alternative Kostformen ausgleichen!

Alternative Kostformen (z. B. ☞ vegane Ernährung, Makrobiotik) können ebenfalls zu einem Mangel an einzelnen Nährstoffen führen.

Besprechen Sie mit einer Ernährungswissenschafterin oder Diätologin, welche Wirkstoffe evtl. ersetzt werden müssen. Der erhöhte Bedarf an Nährstoffen (Eiweiß, Eisen, Vitamin D, Jod, Omega-3-Fettsäuren) wird oft nicht gedeckt und es kann eine Unterversorgung an Calcium, Zink und Vitamin B_{12} vorliegen.

Eiweiß kann durch häufigeren Verzehr von Hülsenfrüchten zugeführt werden. Jod ist in angereichertem Speisesalz oder Jodtabletten enthalten. Eisen kann durch Hafer, Hirse, Sesam sowie eisenreicheres Gemüse oder Eisenpräparate abgedeckt werden. Und die Omega-3-Fettsäuren werden durch die vermehrte Verwendung von Rapsöl, Leinöl oder Walnussöl aufgenommen.

Besonders kritisch ist ein Mangel an Vitamin B_{12}, zu dem es bei unausgewogener vegetarischer Ernährung, makrobiotischer oder veganer Ernährung kommen kann. Oftmals besteht schon vor der Schwangerschaft eine Unterversorgung.

Über Hefeflocken, milchsauer vergorenes Gemüse (Sauerkraut) und angereicherte Frühstückscerealien (z. B. Cornflakes) lässt sich der gesteigerte Bedarf in der Schwangerschaft kaum decken.

Vitamin B_{12} ist wichtig für die Bildung roter Blutkörperchen und fördert das Wachstum. Ein Mangel kann zu einer Hirnschädigung des Kindes führen.

Warten Sie nicht, bis Sie typische Mangelsymptome (Müdigkeit, Konzentrationsschwäche, juckende Haut, Muskelschmerzen) bemerken!

Sprechen Sie bei makrobiotischer oder veganer Kostform schon vorher mit Ihrer Ärztin über die Einnahme eines Vitaminpräparates!

Bei einer ovo-lacto-vegetabilen Kost mit mehr als 475 ml tierischer Milch bzw. Milchprodukte pro Tag und 2-3 Eiern pro Woche sind keine Mangelzustände an Vitamin B_{12} zu befürchten.

Evtl. kann bei fleischfreier Ernährung eine zusätzliche Gabe von Eisen und ☞ L-Carnitin in Erwägung gezogen werden. Denn der Bedarf des Kindes ist hoch und die Reserven der Mutter werden im Laufe der Schwangerschaft ausgeschöpft. Die Hauptquelle für L-Carnitin aus der Nahrung sind Rind-, Schaf- und Ziegenfleisch.

Bei milch- und käsefreier Ernährung – wie sie bei TCM-Ernährung oder Milchallergie bzw. Milchzuckerunverträglichkeit (Lactoseintoleranz) praktiziert wird – muss für ausreichend Calcium aus anderen Nahrungsmitteln gesorgt werden.

Nähere Informationen in unserem Merkblatt „Kuhmilchallergie & Kalziumversorgung".
Ist es notwendig, Nahrungsergänzungsmittel zu verwenden, werden Sie in Ihrer Apotheke gerne darüber beraten.

Folgende Lebensmittel helfen mit, den Körper mit Calcium zu versorgen:

- *calciumreiches Mineralwasser (ab 150 mg Calcium/l)*
- *mit Calcium angereicherte Lebensmittel (z. B. Fruchtsäfte)*
- *Hülsenfrüchte (auch Tofu)*
- *Ölsardinen*
- *Kohlgewächse (Broccoli)*
- *Lauch*
- *☞ Mohn, Sesam und Mandeln*
- *sowie Vollkornprodukte (vor allem Quinoa und Amaranth)*

Schwangere brauchen 1.000 mg Calcium pro Tag für den Knochenaufbau ihres Kindes und den eigenen Stoffwechsel.

Wenn Sie zu wenig Calcium über die Nahrung aufnehmen, werden Ihre eigenen Knochen zugunsten des Knochen- und Zahnwachstums Ihres Kindes abgebaut.

Der Körper der Schwangeren passt sich diesem erhöhten Bedarf an und nimmt vermehrt Calcium auf.

Trotzdem reicht das Calcium nur dann aus, wenn genug Milch und Milchprodukte gegessen werden oder – sofern die werdende Mutter sich milchfrei ernährt – speziell auf eine calciumreiche Ernährung geachtet wird (☞ Kasten).

Allergieprävention – umstritten

Schon das Ungeborene reagiert mit seinem Immunsystem auf Allergene aus der Umgebung bzw. aus der Nahrung der Mutter. Im Nabelschnurblut können bei einem Drittel der Neugeborenen spezielle Immunabwehrstoffe, so genannte IgE-Antikörper, nachgewiesen werden, die typischerweise bei allergischen Reaktionen vorkommen. Dabei liegt noch keine „Allergie" vor, aber das Immunsystem kennt bereits ein „allergisches Muster".

Leben im Haushalt z. B. Katzen, ist der Spiegel an IgE-Antikörpern im Nabelschnurblut bei vielen Kindern bedeutend höher. Diese Kinder können dann leichter eine Katzenallergie entwickeln. Auch andere Faktoren, wie das Rauchen der Mutter während der Schwangerschaft, fördern Allergien.

Wenn Sie selbst oder Ihr Partner Allergien haben, dann wollen Sie sicher deren Auftreten bei Ihrem Kind verhindern.
Wenn Sie jetzt daran denken, während der Schwangerschaft zur Vorsicht Lebensmittel, die häufig Allergien auslösen können, in Ihrer Ernährung zu meiden, hat das eher nachteilige Effekte.

Denn dazu würden so wichtige Lebensmittel wie Eier, Fisch, Milch, Nüsse und Soja zählen. Diese weg zu lassen führt jedoch oft zu einer Unterversorgung des Kindes bzw. der Mutter an Eiweiß und Nährstoffen.

Es zeigte sich auch in Untersuchungen mit Schwangeren, bei denen diese Lebensmittel weggelassen wurden, dass Allergien nicht seltener auftraten. Einzig bei Einschränkungen im letzten Schwangerschaftsdrittel besteht ein winziger Vorteil bezüglich Allergien.

Experten raten daher sogar bei Risikofamilien von Nahrungseinschränkung ab. Ja, manche gehen im Gegenteil davon aus, dass die möglicherweise allergieauslösenden Bestandteile in der Nahrung der werdenden Mutter das Immunsystem des Kindes dahingehend prägen, dass es später die Nahrungsbestandteile als harmlos erkennt und keine Allergien darauf entwickelt.

Eine Ausnahme gibt es: Wenn in Ihrer Familie Allergien auf Erdnüsse vorkommen, sollen Sie während der Schwangerschaft auf Erdnüsse, Erdnussbutter, Erdnussschokolade etc. verzichten.
Vermeiden Sie sonst nur diejenigen Lebensmittel, auf die Sie selber allergisch reagieren!

Laut einer finnischen Untersuchung konnte die Allergierate bei Kindern bedeutend gesenkt werden, wenn die Mutter während Schwangerschaft und Stillzeit spezielle Joghurtbakterien (Probiotika) einnahm.
Das Essen von bestimmten probiotischen Joghurts könnte sowohl einen positiven Effekt auf die Besiedelung des Darmes mit „guten" Bakterien als auch Schutzwirkung für das Kind haben. Weitere Studien sind nötig.

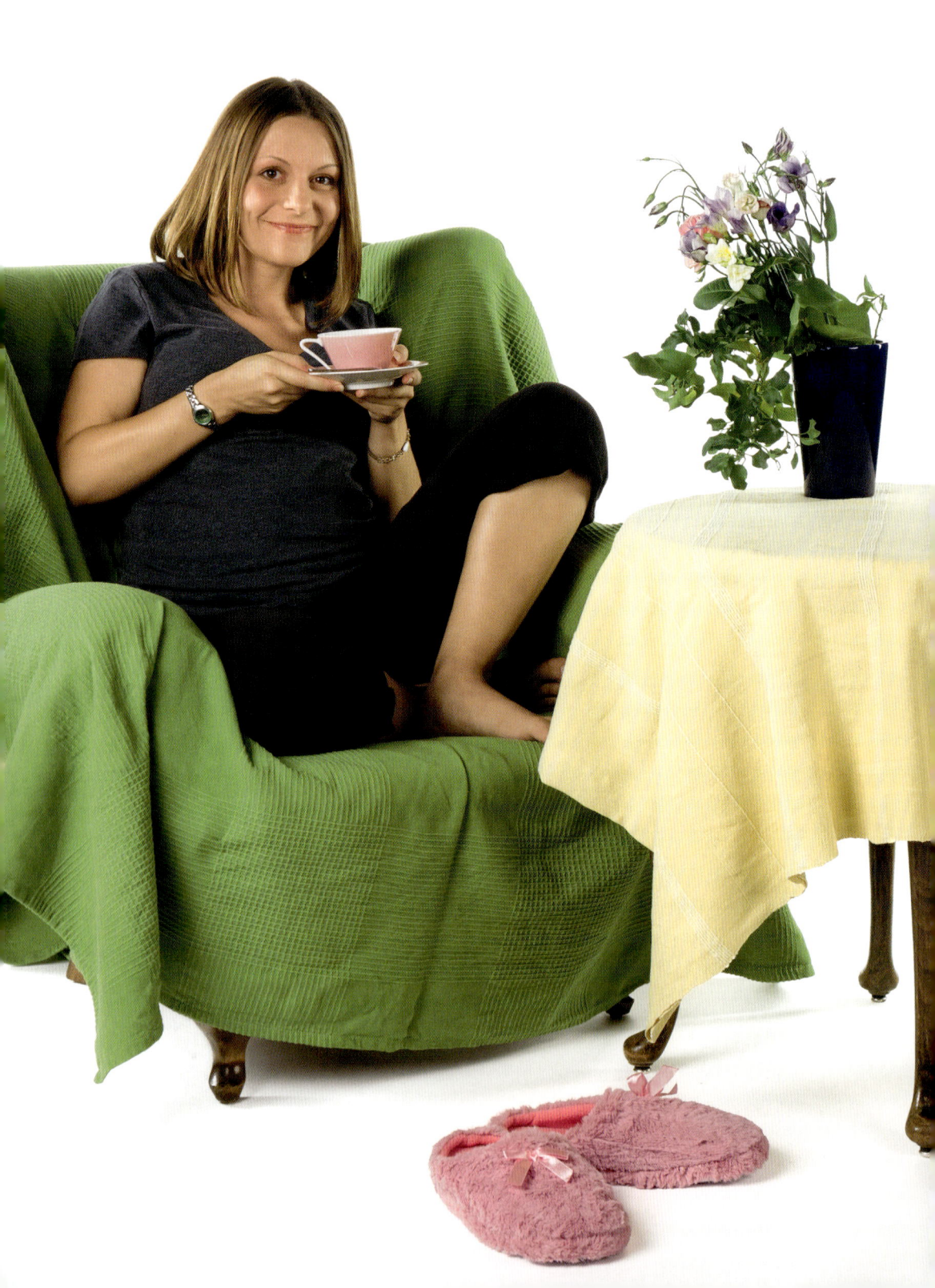

DIE 7 LEBENSMITTELGRUPPEN

Ihre Nahrung lässt sich in 7 Gruppen einteilen. Die Übersicht über die benötigten Mengen aus den einzelnen Lebensmittelgruppen ist in der Tabelle auf der folgenden Seite dargestellt.

Konkret werden dabei die Mengen genannt, die Sie brauchen, wenn Sie etwa 60 kg wiegen, 165 cm groß sind und zwischen 25 und 50 Jahre alt sind.

Die angegebenen Mengenempfehlungen können nur Richtschnur für eine gut ausgewogene Zusammenstellung sein. Abweichungen in Ihrer Betätigung, im Alter und im Normalgewicht verändern immer Ihren Bedarf.

So brauchen junge Frauen – im Alter zwischen 15 und 19 Jahren – mehr an Lebensmitteln als in der Tabelle angegeben.

Außerdem verwertet nicht jede Frau die Nahrung gleich. Es gibt sogenannte „gute Futterverwerterinnen", die mit weniger Nahrung auskommen, und so genannte „schlechte Futterverwerterinnen", die mehr Nahrung benötigen als der Durchschnitt in ihrer Alters- und Gewichtsklasse.

Im Überblick finden Sie Angaben für Einlings- bzw. Mehrlingsschwangerschaften.
Dabei decken die in diesem Überblick empfohlenen Lebensmittel 90 % der benötigten Energie ab. Sie stellen gleichzeitig alle nötigen Mineralstoffe und Spurenelemente sowie viele Vitamine bereit.

Der restliche Energiebedarf kann entweder durch 10 % mehr aus diesen Grundnahrungsmitteln oder aus der einen Portion (Handvoll) sogenannter geduldeter Lebensmittel gedeckt werden. Zu diesen zählen süße Getränke (Limos, Kakao), Süßigkeiten und Knabbereien.

Fast jedes Nahrungsmittel darf hier seinen Platz haben, wenn die Zusammenstellung der Basis stimmt. Doch kommt es gerade bei den „Luxuskalorien" auf das richtige Maß an.

In der Schwangerschaft und in speziellen Situationen auch in der Stillzeit gibt es jedoch Speisen, die zum Schutz des Kindes vermieden werden sollen.

Näheres dazu im Kapitel ☞ „Schädliches meiden!" und in unserer Broschüre „Essen und Trinken in der Stillzeit" (☞ Weiterführende Literatur) im Kapitel „Einschränkungen in der Ernährung nach der Geburt".

Im Folgenden finden Sie spezielle Hinweise zu den einzelnen Gruppen, insbesondere solche, die die Schwangerschaft betreffen.
Ein exemplarischer Tagesspeiseplan im Anschluss dient als Beispiel für die Umsetzung in die tägliche Praxis.

Verzehrmengen an Lebensmittel im Überblick

Empfohlene Lebensmittel (≥ 90 % der Gesamtenergie)

Lebensmittelgruppe	1 Kind	2-3 Kinder
Getränke	1,5 l/Tag	+1,5 l/Tag
Brot bzw. Getreideflocken	260 g/Tag	330 g/Tag
Erdäpfel (Kartoffeln)*	270 g/Tag	330 g/Tag
Gemüse, Rohkost, Salat	300 g/Tag	380 g/Tag
Früchte, Beeren	300 g/Tag	380 g/Tag
Milch, Milchprodukte**	475 ml (g)/Tag	545 ml (g)/Tag
Fleisch, Wurst	75 g/Tag	80 g/Tag
Fisch	200 g/Woche	200 g/Woche
Eier	2-3 Stk./Woche	2-3 Stk./Woche
Öl, Margarine, Butter	40 g/Tag	47 g/Tag

* oder Nudeln, Reis u. a. Getreide (gekocht)
** 100 ml Milch entsprechen im Calciumgehalt ca. 15 g Schnittkäse oder 30 g Weichkäse

Geduldete Lebensmittel (≤ 10 % der Gesamtenergie)

Lebensmittelgruppe	1 Kind	2-3 Kinder
Süßes, Knabbereien, Limos	max. 225 kcal/Tag	max. 265 kcal/Tag

Quelle: Forschungsinstitut für Kinderernährung, Dortmund, 2013

Getränke – mehr als Durstlöscher

Der erwachsene Mensch besteht zu etwa 60 % aus Wasser. Ohne Nahrung können Sie einige Tage überleben, ohne ausreichende Flüssigkeitszufuhr nicht. Dementsprechend wichtig ist die Flüssigkeitsaufnahme. Wird zu wenig getrunken, dann muss die Niere

Flüssigkeit einsparen und den Harn stärker konzentrieren. Akuter Wassermangel kann sich auch in Verwirrtheitszuständen zeigen. Selbst ein andauernder moderater Wassermangel kann zu Nierenschädigung führen.

Vor allem Frauen trinken oft zu wenig und leiden infolgedessen häufiger unter Kopfschmerzen bzw. im Alter häufig an schmerzhaften Nierenstörungen.
Am besten, Sie gewöhnen sich an, nicht nur zu jeder Mahlzeit, sondern auch zwischendurch zu trinken. Dadurch wird die Niere gut durchgespült und kann ihre Entgiftungsfunktion optimal wahrnehmen.
Ist es sehr heiß und schwitzen Sie viel, dann sind die zusätzlichen Flüssigkeitsverluste mit einzuberechnen und es muss mehr getrunken werden. Gleiches gilt bei Fieber, bei ☞ Erbrechen oder ☞ Durchfall. Auch bei salzreicher Kost wird mehr Flüssigkeit benötigt.

Achten Sie darauf, unterwegs Getränke dabeizuhaben. Nehmen Sie vor allem im Hochsommer immer eine kleine Wasserflasche mit. So haben Sie jederzeit ein zuckerfreies und billiges Getränk parat.

Als Durstlöscher besonders geeignet ist Leitungswasser. Deutschland, Österreich und die Schweiz bieten in der Regel gute Trinkwasserqualität. Vermeiden Sie Wasser aus Bleirohren! (Stilles) Mineralwasser, Kräuter- und Früchtetees sowie verdünnte Obst-

und Gemüsesäfte eignen sich ebenfalls hervorragend. Sie können auch Fruchtsaft mit Fruchttee mischen (z. B. Zitronenmelissentee mit Apfelsaft, Hagebuttentee mit Orangensaft, Waldbeerentee mit Johannisbeersaft).

Kräutertee sollte immer wieder variiert werden, damit die medizinische Wirkung den Stoffwechsel auf Dauer nicht zu sehr belastet. Verwenden Sie milde Kräuter wie Ringelblume, Zitronenmelisse, Apfelminze.
Bei Früchtetee sollten Sie darauf achten, dass dieser von hoher Qualität und nicht aromatisiert ist. Fragen Sie in Ihrem Teehaus oder Ihrer Apotheke nach hochwertigen Sorten.

Verwenden Sie nur reinen Frucht- oder Gemüsesaft und verdünnen Sie diesen mindestens 1:2 mit Wasser, um einen guten Durstlöscher zu bekommen.
Fruchtsaft zu verdünnen ist sinnvoll, da er pur bis etwa 15 % fruchteigenen Zucker und somit auch viel Energie enthalten kann.
Eine erfreuliche Nachricht für Obst- und Gemüse-Essmuffel: Ein Glas Frucht- oder Gemüsesaft pro Tag kann eine Obst- bzw. Gemüseportion ersetzen.

Es ist eine Frage der Qualität. Fruchtsaft sollte immer zu 100 % aus Fruchtsaft oder Fruchtsaftkonzentrat hergestellt sein.
„Fruchtnektare" oder „Fruchtsaftgetränke" enthalten deutlich weniger Saftanteil und viel zugesetzten Zucker.

Tipp:
Stellen Sie sich morgens eine große Flasche Mineralwasser bzw. einen Krug Leitungswasser hin, die bis zum Abend ausgetrunken sein sollen. Im Winter können Sie auch heißes Wasser oder Tee in eine Thermoskanne füllen, wenn Sie wärmende Getränke brauchen.
Trinken Sie über den Tag verteilt die empfohlene Menge von mind. 1,5 l auch dann, wenn Sie keinen Durst verspüren.

Gleiches gilt für Malzbier und für Limonaden, die außerdem noch Aromen und Farbstoffe beinhalten.
Powerdrinks und Colagetränke sind möglichst zu meiden! Sie enthalten neben hohen Mengen an Zucker auch viel Koffein.
Eine Dose Energydrink enthält etwa 7 Stück Würfelzucker und so viel Koffein wie 1-2 Tassen starker Espresso. Ein Glas Cola beinhaltet ca. 6 Stück Würfelzucker.

Tonic drinks (Bitter Lemon, Schweppes) sind in der Schwangerschaft bedenklich.
In größerer Menge getrunken zählen sie zu den ☞ „wehenauslösenden Substanzen".

Das würde den Blutzuckerspiegel durcheinander bringen und im Anschluss für Heißhunger sorgen.

Colagetränke, Energydrinks, Kaffee und Schwarztee (auch Eistee, Grüntee und Mate) haben aufputschende Wirkung.

Generell sollen in der Schwangerschaft täglich nie mehr als 2 Tassen Kaffee bzw. Mate-Tee oder 4 Tassen Schwarz- bzw. Grüntee getrunken werden.
Besser ist es, ganz darauf zu verzichten und auf Getreidekaffee oder Kräuter- und Früchtetee umzusteigen.

Milch und Milchprodukte haben einen so hohen Nährwert, dass sie als eigene Lebensmittelgruppe gelten. Dennoch können zur Abwechslung auch das eine oder andere Mal Molke- oder Milchmixgetränke – wenn sie z. B. mit (Mineral)wasser verdünnt sind – als Durstlöscher dienen.

In der gesamten Schwangerschaft ist ☞ Alkohol gänzlich zu meiden!!! Schon ein Glas kann im Einzelfall starke Auswirkung auf das Ungeborene haben! Sogar nicht schwangeren Frauen vertragen nur die Hälfte der Alkoholmenge, die bei Männern, sofern sie nicht zur Alkoholabhängigkeit neigen, als gesundheitlich unbedenklich gilt.
Für die meisten Väter gelten maximal 20 g Alkohol pro Tag als verträglich. Diese sind jedoch bereits in 1/2 l Bier oder 1/4 l Wein oder 0,06 l Weinbrand enthalten. Schwangere sollen generell auf Alkoholika verzichten!!!

Brot und Beilagen – die Basis auf dem Teller

Brot, Nudeln, Reis, Erdäpfel (Kartoffeln) & andere Beilagen sichern durch die darin enthaltene Stärke die Energieversorgung unseres Körpers.
Getreide liefert wertvolle B- und E-Vitamine sowie Magnesium und Eisen. Erdäpfel (Kartoffeln) sind gute Quellen für Vitamin C.

Beilagen sind die mengenmäßig wichtigste pflanzliche Lebensmittelgruppe. Getreideprodukte und Erdäpfel machen deshalb optimalerweise etwa ein Drittel dessen aus, was auf den Teller kommt.
Sie sollen zu jeder Hauptmahlzeit und evtl. zu einer Zwischenmahlzeit gegessen werden.

Die tägliche Menge besteht aus 4-5 Scheiben (Vollkorn)brot und eine Portion Beilage.
Eine Scheibe Brot ist ca. 50 g schwer, ein Weckerl (Brötchen) wiegt ca. 70 g.

Etwa die Hälfte aller Beilagen sollen Vollkornprodukte sein. Verwenden Sie zum Backen Vollkornmehl oder mischen Sie dieses mit dem gewohnten Weißmehl.
Bevorzugen Sie vor allem in der späteren Schwangerschaft Vollkornprodukte, weil diese den Darm durchputzen wie eine Bürste.
Sie wirken der Darmträgheit (☞ Verstopfung), die durch die Schwangerschaft bedingt ist, entgegen.

Außerdem sorgen Vollkornprodukte dafür, dass der Zucker aus der enthaltenen Stärke langsamer aufgenommen wird und den Blutzuckerspiegel nicht so sehr belastet.

Gemeinsam mit dem maßvollen Umgang mit Süßigkeiten beugen sie so ☞ Schwangerschaftsdiabetes vor.
Verteilen Sie die Beilagen und das Brot auf mind. 3 der 5 Mahlzeiten, um Anfälle von ☞ Heißhunger zu vermeiden.

Auch Müsli erhöht den Ballaststoffgehalt der Nahrung. Allerdings enthalten fertige Mischungen oft große Mengen an Zucker.
Teils ist er zugesetzt, teils versteckt er sich in Trockenfrüchten oder Schokoladestückchen. Am besten sind Mischungen mit Weizenkeimlingen, weil diese viel Folsäure liefern.

Sehr gut eignen sich auch gekochte Getreidebreie (z. B. Dinkelgrieß, Buchweizen oder Vollkornreis) mit Milch oder Wasser.

Vollkornbrot und Müsli sind vereinzelt nicht gut verträglich. Manche Menschen reagieren darauf (evtl. nur abends) mit Blähungen. Greifen Sie dann vermehrt zu gekochten Vollkornbeilagen oder zu herkömmlichem Brot.

Meist wird im Alltag die Vielfalt an Beilagen nicht wirklich ausgeschöpft. Wechseln Sie zwischen verschiedenen Brotsorten (z. B. Roggen-, Dinkel- und Weizenbroten).

Eine Portion Beilage entspricht:

- *3 mittelgroßen Erdäpfeln oder*
- *(roh gewogen) 50 g Reis bzw.*
- *65 g Nudeln.*

Gekocht wiegen Nudeln oder Reis etwa 20 g je EL. Ein Eßlöffel Getreideflocken hat 10 g.

Zum Frühstück stehen auch Getreideflocken aus Hafer, Dinkel, Gerste, Hirse für das Müsli oder für einen warmen Brei zur Wahl.

Ofenkartoffeln, Erdäpfelpüree, Erdäpfelknödeln, Grießnockerln und Semmelknödel, Hirselaibchen, Grünkern, Bulgur, Couscous, Vollkornrundreis, Basmatireis, Wildreis, Rollgerste, Quinoa, Amaranth, alle Sorten Nudeln (aus Hirse, Dinkel, Hartweizen) bringen als Beilagen Vielfalt auf den Teller.

Bauen Sie mehr Varianten in Ihren Speisplan ein und erhöhen Sie so gleichzeitig den Anteil an Vollkornprodukten in Ihrer Nahrung!

In unseren Rezeptbüchern „Pfiffige Rezepte für kleine und große Leute" und „Coole Rezepte für Zwischendurch" (☞ Weiterführende Literatur) finden sich Ideen, diese Vielfalt auf den Tisch zu zaubern. Sie reichen von überbackenen Hirsepalatschinken bis zu Polentaknödeln.

Schränken Sie Chips und Pommes ein, denn sie enthalten durch das Erhitzen größere Mengen Acrylamid, das nervenschädigende Auswirkungen auf das Kind haben könnte.

Nähere Informationen, wie Sie die Menge an Acrylamid in Ihrer Nahrung reduzieren können, erhalten Sie im Merkblatt „Acrylamid in Chips, Keksen und Co" (☞ Seite 55).

Obst und Gemüse – vitaminreich und bunt

Obst und Gemüse sind unsere Vitaminlieferanten Nummer eins. Sie versorgen den Körper mit wichtigen Mineralstoffen und Ballaststoffen.

Außerdem liefern Sie Schutzstoffe, die sogenannten „sekundären Pflanzeninhaltsstoffe". Diese natürlichen Farboder Geschmacksstoffe stärken die Abwehrkräfte und schützen z. B. vor Krebs oder Herz-Kreislauf-Erkrankungen.

Von den Schutzstoffen gibt es in der Nahrung ca. 5.000-10.000 verschiedene Verbindungen.

Kein Mineralstoff- oder Multivitaminpräparat kann die Vielfalt dieser Stoffe dem Körper zur Verfügung stellen. Als Hauptlieferanten sind Obst und Gemüse deshalb sehr wichtig.

Der Slogan „5 am Tag" bezieht sich darauf, denn täglich sollen Erwachsene mind. 2 Portionen Obst und 3 Portionen Gemüse genießen.

Diese Mengen werden im Alltag von vielen Personen nicht erreicht. Sie dürfen bei dieser Lebensmittelgruppe maßlos sein und Ihren Hunger mit Bergen an „Grünzeug" stillen.

Gewöhnen Sie sich am besten an, bei Heißhunger zu frischen Gemüsestücken, Rohkost oder ☞ Salat zu greifen. Gemüse ist ein „natürliches Light-Produkt" und enthält nur wenige Kalorien, aber sättigt gut.

Mindestens die Hälfte der empfohlenen Menge sollte roh verzehrt werden, da in rohem Obst und Gemüse der Vitamin-C-Gehalt am höchsten ist.

Im Winter kann manchmal Tiefkühlgemüse die bessere Wahl sein, wenn sonst nur unreif geerntetes Glashausgemüse angeboten wird.

Dosengemüse und Dosenobst büßen von Geschmack und Konsistenz her an Qualität ein und sind meist entweder zu salzig oder zu süß. Sie sollen nur in Ausnahmefällen verwendet werden.

Eine Portion Obst und Gemüse kann auch in Form von Säften konsumiert werden, wobei ein Glas Saft eine Obst- bzw. Gemüseportion ersetzt.

Folsäurereiche und calciumreiche Gemüsesorten können als echtes „Frauengemüse" bezeichnet werden.
Egal ob Broccoli oder Fisolen – sie sind ein wahres „Geschenk für Schwangere", wie hier für unser Model Franziska.

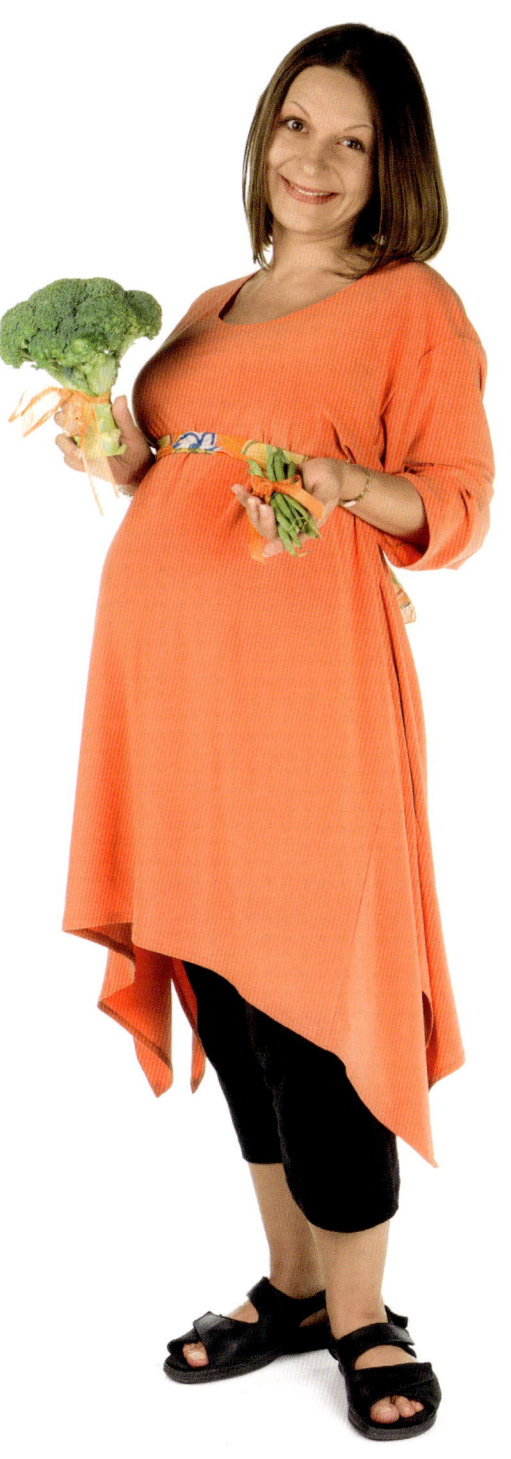

Folsäurereiches Gemüse, vor allem grüne Gemüsesorten (z. B. Spinat, Salat), Kartoffeln sowie Bananen und Orangen, unterstützen nicht nur das Herz-Kreislauf-System, sondern auch die Nervenentwicklung eines Ungeborenen.

Calciumreiche Lebensmittel beeinflussen das Knochenwachstum Ihres Babys positiv und helfen Ihnen, Osteoporose (die Knochenbrüchigkeit im Alter) hintanzuhalten.

Zu den calciumreichen Gemüsesorten zählen Broccoli und Schwarzwurzel, sie enthalten mit 60 mg pro 100 g bereits halb so viel ☞ Calciumgehalt wie ☞ Joghurt.

Auch Kohl, Fenchel, Lauch, Quinoa, Hafer, Hirse, Nüsse und Sesam sind wertvolle pflanzliche Calciumquellen.

Zum Gemüse werden auch die Hülsenfrüchte gerechnet. Linsen, Erbsen, Fisolen (grüne Bohnen) oder Soja sollten einmal wöchentlich auf dem Speiseplan stehen, weil sie neben Vitaminen, Mineralstoffen und Ballaststoffen auch nennenswerte Mengen an Eiweiß liefern.

Die in Hülsenfrüchten enthaltenen Eiweißbausteine werden hervorragend durch diejenigen aus Getreide oder Fleisch ergänzt. Das bedeutet, dass sie von hoher „biologischer Wertigkeit" sind.

Hülsenfrüchte sind vor allem im Falle eines Schwangerschaftsdiabetes gut einsetzbar, da bis zu ein Teller täglich nicht als Broteinheitquelle gerechnet werden muss.

Egal ob als Trockenware oder aus der Dose, liefern Linsen und Bohnen hochwertige Inhaltsstoffe. Erbsen sind am besten als Tiefkühlware zu verwenden, da so die meisten Vitamine erhalten bleiben.

Hülsenfrüchte haben allerdings den Nachteil, dass sie – wie Kohlgewächse – meist Blähungen verursachen.

Achtung Listerien!

Waschen Sie Obst sowie Gemüse für Rohkost und Salat immer gut vor dem Verzehr – auch bereits essfertig gekaufte, zerkleinerte Salate!
Es könnten sich auf der Oberfläche spezielle Bakterien – so genannte Listerien – befinden, die für Ihr Baby schädlich sind.

Zur Orientierung:

Durchschnittliches Gewicht für Obst und Gemüse:
- *ein kleiner Apfel ca. 100 g*
- *eine Banane etwa 150 g*
- *eine mittlere Karotte wiegt ca. 100 g*
- *eine kleine Packung Tiefkühlgemüse ist in der Regel 225 g schwer.*

Dies liegt an unverdaulichen Ballaststoffen, die im Dickdarm von Bakterien als Nahrung genutzt werden, wobei Gase entstehen. Im Normalfall ist dies nicht weiter bedenklich. Es kann jedoch in der Spätschwangerschaft sehr unangenehm sein.

Gleichfalls zum Gemüse zählen die Pilze (☞ Kasten). Zuchtpilze, wie Champignons und Austernpilze, können bedenkenlos verzehrt werden.

Milch und Milchprodukte – für den Knochenaufbau

Von den tierischen Lebensmitteln sind Milch und Milchprodukte die mengenmäßig wichtigsten. Denn sie liefern neben Eiweiß eine Vielzahl wertvoller Vitamine (Vitamin A und B-Vitamine) und Mineralstoffe (Magnesium, Zink, Jod), vor allem aber Calcium, das für den Skelettaufbau von besonderer Bedeutung ist.

Mit Hilfe von Vitamin D wird Calcium in den kindlichen Knochen eingelagert und erhöht so dessen Stabilität.
Vitamin D wird mittels Sonnenlicht in der Haut gebildet oder aus tierischen Lebensmitteln, vor allem aus Fisch, aufgenommen.

Bei Kindern, in der Jugend und im frühen Erwachsenenalter wird die Knochenmasse aufgebaut. Später dienen Calcium und Vitamin D dazu, einen raschen Knochenabbau zu verhindern.

Achtung Wildpilze!

Wildpilze sind immer noch radioaktiv belastet und sollen in der Schwangerschaft gemieden werden.

Nach dem Wechsel, wenn der Östrogenspiegel im Körper der Frau abnimmt, wird der Knochen leichter abgebaut und es kann Osteoporose (Knochenbrüchigkeit) auftreten.
Dies gilt es möglichst zu verhindern, daher haben Milch und Milchprodukte nicht nur in der Schwangerschaft bei der Ernährung der Frau einen hohen Stellenwert.

Beinahe 1/2 l Milch (bzw. die Produkte daraus) werden täglich in der Schwangerschaft gebraucht.
Dabei kann die gleiche Menge an Milch, Buttermilch, Sauermilch oder Joghurt gerechnet werden. Kefir ist aufgrund des möglicherweise höheren Alkoholgehaltes nicht geeignet!

Statt 475 ml an Milch, Sauermilch, Buttermilch oder Joghurt kann auch Käse verzehrt werden. Dieser ist konzentrierte Milch – je härter der Käse, umso mehr Milch steckt darin.
Sie können also, wenn Sie keine Frischmilch mögen, auch mit wenigen Scheiben Käse (in Österreich 4-5) den Tagesbedarf an Milch decken.

Aus 100 ml Milch werden 30 g Weichkäse (Camembert, Brie) oder 15 g Schnittkäse (Emmentaler, Gouda) gewonnen.
Eine Scheibe Schnittkäse wiegt in Österreich ca. 15 g, in Deutschland oft bis zu 30 g.

Achten Sie beim Kauf von Käse und Milchprodukten auf den Fettgehalt, da fettarme Milchprodukte und magere Käsesorten das bessere Verhältnis zwischen wertvollen Inhaltsstoffen und Kalorien aufweisen.
Der Fettgehalt wird bei Käse als F.i.T. (Fett in der Trockenmasse) angegeben. Käsesorten mit einem F.i.T. unter 45 % sind empfehlenswert.

Achtung Rohmilch!

Auf Rohmilch sowie auf Weich- und Schnittkäse aus Rohmilch sollten Sie generell verzichten! Kochen Sie unpasteurisierte Ab-Hof-Milch immer ab und schneiden Sie die Käserinde von Hart- oder Schnittkäse weg!

Diese Vorsichtsmaßnahme ist notwendig, weil in Rohmilchprodukten und auf der Rinde von Käse für das Ungeborene schädliche Bakterien (☞ Listerien) vorhanden sein können.

Während der Schwangerschaft erfordern eine Allergie auf Milcheiweiß, eine Lactoseintoleranz (Milchzucker-unverträglichkeit) oder eine milchfreie Kostform erhöhte Beachtung.

Kann keine (lactosefreie) Milch verzehrt werden, dann muss die Calciumversorgung durch andere, evtl. durch angereicherte Lebensmittel (z. B. Reisdrink, Haferdrink, Nussdrink, …) gesichert werden (Kapitel ☞ „Alternative Kostformen ergänzen").

Fleisch, Fisch und Eier – Eiweiß für das Wachstum

Tierische Produkte sind gute Eiweißlieferanten. Das enthaltene Eiweiß ist hochwertig, da es in seiner Zusammensetzung dem menschlichen Eiweiß ähnlich ist.
Es kann zum Bau für Zellen, Bindegewebe, Organe und Muskelmasse herangezogen werden.

Fleisch und Fleischprodukte versorgen uns mit ☞ Eisen in einer Form, die besonders leicht aufgenommen werden kann, weil sie der Form, die in unserem Körper vorliegt, ähnlich ist.

Fleisch, Fleischwaren, Fisch und Eier liefern zusätzlich eine große Vielzahl an Wirkstoffen.
Beispielsweise werden Jod, Eisen, Vitamin D und Omega-3-Fettsäuren maßgeblich durch diese Lebensmittelgruppe zugeführt.

Wir brauchen allerdings nicht riesige Mengen von diesen tierischen Produkten – das Schnitzel muss nicht über den Tellerrand ragen! Aber sie sollen regelmäßig über die Woche verteilt auf dem Speiseplan stehen.

Fleisch mit Maß und Ziel

Fleischreiche Speisen im Gasthaus werden meist in Portionsgrößen von 200 g angeboten. Verzichten Sie dann zu den anderen Mahlzeiten des Tages und an den beiden darauffolgenden Tagen auf Fleisch und Wurst, denn das übersteigt die bei Einlingsschwangerschaften empfohlene Tagesmenge von 75 g bei weitem.

Rindfleisch enthält geringfügig mehr Eisen als Schweinefleisch, Schweinefleisch etwas mehr davon als Geflügel. Rindfleisch enthält außerdem nennenswerte Mengen an ☞ Zink. Dieses wird nicht nur als Bestandteil des Insulins für den Kohlenhydratstoffwechsel benötigt, sondern stärkt auch die Abwehrkräfte und ist u. a. Bestandteil von Muskeln, Knochen, Haaren und Nägeln.

Schweinefleisch hingegen ist besonders reich an B-Vitaminen, vor allem an Vitamin B_1 und B_6. Putenfleisch liefert hingegen nennenswerte Mengen an Vitamin B_2 und auch an B_6.

Daher ist es sinnvoll, die verschiedenen Fleischsorten (evtl. auch Lammfleisch, Ziege oder Wild) abzuwechseln.

Bevorzugen Sie bei Wildbret das Fleisch junger Tiere, da es weniger schadstoffbelastet ist.

Achtung Leber und Innereien!

Innereien sind besonders reich an ☞ Schadstoffen und sollten selten und maximal in Portionsgrößen von 75 g auf dem Teller landen.
Verzichten Sie jedoch während der Frühschwangerschaft auf Leber und Leberstreichwurst!

Wählen Sie bei Fleischwaren generell, speziell jedoch bei Innereien, BIO-Qualität und vermeiden Sie zumindest im ersten Schwangerschaftsdrittel Speisen, die Leber enthalten.

Unter den Innereien bildet Leber nämlich einen Sonderfall. Sie enthält meist sehr hohe Mengen an Vitamin A, da diese im Tierfutter zugesetzt sind.

An sich wird Vitamin A für die Bildung und Funktion verschiedener Gewebe (Lunge, Augen) gebraucht. Ein Zuviel davon schadet jedoch dem Ungeborenen. Es besteht das Risiko von Missbil-

Werden bei ☞ Vegetarismus und anderen Kostformen manche oder alle Lebensmittel aus dieser Lebensmittelgruppe weggelassen, so müssen Eiweiß und Wirkstoffe aus den übrigen Nahrungsquellen kommen!

dungen, Fehlgeburten und Störungen des Nervensystems. Besonders riskant ist ein Übermaß durch mehrfache ☞ Supplemente im ersten Drittel der Schwangerschaft.

Die meisten Wurstsorten (z. B. Mortadella) sind sehr kalorienreich, weil sie zwischen 30 und 50 % Fettanteil enthalten.
Vor allem bei Neigung zu Übergewicht oder zu rascher Gewichtszunahme sollten Sie besser zu magerem Schinken oder Bratenaufschnitt als Brotbelag greifen.
Essen Sie Würstel max. einmal pro Monat als Hauptgericht und bevorzugen Sie Geflügelwurst, die ist meist etwas magerer.

Biologisches Geflügel bietet generell eine gute Abwechslung zu Rind- oder Schweinefleisch. Bei der Lagerung und Verarbeitung ist allerdings einiges zu beachten, da Geflügel mit Salmonellen belastet sein kann.

Diese Bakterien können schwere Durchfallerkrankungen auslösen und müssen daher bei Temperaturen über

70 °C unschädlich gemacht werden. Salmonellen vermehren sich im Kühlschrank normalerweise nicht. Lagern Sie daher jegliches Fleisch sowie Eier immer dort!

Tauen Sie tiefgekühltes Geflügel im Kühlschrank in einer Schüssel auf, damit eventuell austretender Saft nicht auf andere Lebensmittel gerät.
Rohes Geflügelfleisch darf mit anderen Lebensmitteln nicht in Berührung kommen! Denn es könnte zu einer Übertragung von Keimen kommen.
Säubern Sie Küchengeräte nach der Kontakt mit Geflügel gründlich und benutzen Sie keine Holzbretter. Erhitzen Sie Geflügel immer auf eine Kerntemperatur von mind. 70 °C.

Fisch für Babys Gehirn
Fisch sollte 2-mal pro Woche gegessen werden, denn er liefert neben dem wichtigen Jod für die Schilddrüse auch spezielle, höher ungesättigte Fettsäuren, die so genannten ☞ Omega-3-Fettsäuren.
Diese schützen u. a. vor Herz-Kreislauf-Erkrankungen. Sie werden aber gegen Ende der Schwangerschaft auch gebraucht, damit Gehirn und Augen des Kindes ausreifen können.

Scholle, Kabeljau und Schellfisch sind gute Jodquellen und sollen einmal pro Woche verzehrt werden. Fettreiche Seefische (Lachs, Hering, Makrele) enthalten besonders viel hochwertiges Fischöl und sind daher als zweite Portion Fisch hervorragend geeignet.

> *Tipp:*
> *Verwenden Sie in Ihrer Küche zwei unterschiedliche Schneidbretter – eines für Gemüse, Obst und Brot und ein anderes für Fisch, Fleisch und Geflügel.*

*Bei fischfreier Kost soll ein tägli-
cher, 15-minütiger Aufenthalt im
Schatten oder im sonnigen Zim-
mer (mit unbedeckten Armen)
helfen, Vitamin D zu bilden.*

Verwenden Sie Frischfisch am Tag des
Kaufes oder frieren Sie ihn ein, da Fisch
ein sehr leicht verderbliches Lebensmittel ist.

Tiefkühlfisch ist gut geeignet. Verzichten Sie jedoch auf panierte Fische (z. B.
Fischstäbchen), da diese sehr fettreich
sind, bzw. bereiten Sie sie in Ihrem
Backrohr zu!

Aus Gründen der Nachhaltigkeit soll-
ten Sie eher zu heimischen Fischen
(z. B. „Alpenlachs" und anderen Saib-
lingsarten) greifen.
Ungeeignet sind seltene Fischarten,
wie z. B. Bonito, Rochen oder Seeteufel.
Vermeiden Sie während der Schwan-
gerschaft auch stark mit Quecksilber
(Kapitel ☞ „Schwermetalle") belastete
☞ Fische, wie Hai, Aal, Barsch, Stör oder
Thunfisch. Greifen Sie lieber zu Forelle,
Lachs, Dorsch oder Seehecht!

Auch Meeresfrüchte, wie Muscheln
und Austern, sind wahre Filteranlagen
für Schadstoffe und sehr belastet. Obwohl Austern große Mengen Zink beinhalten, sollten Sie darauf verzichten.
Sie können ☞ Listerien enthalten.

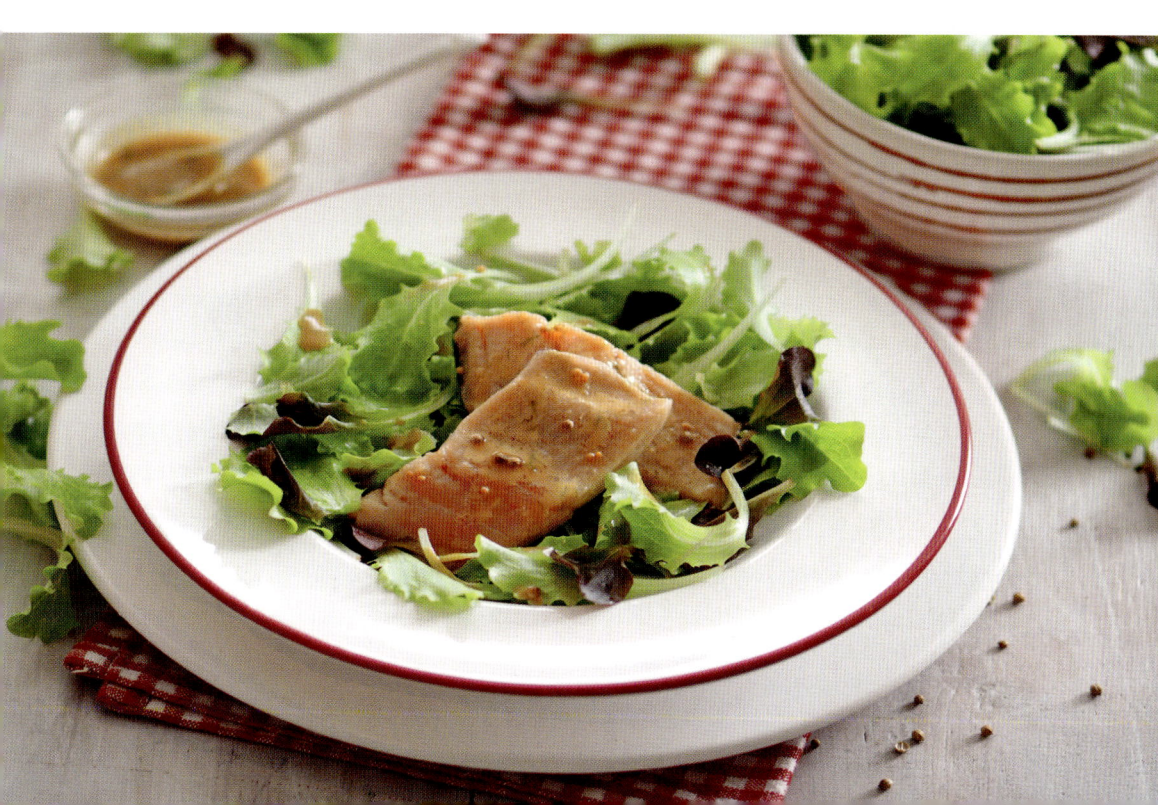

Gleiches gilt für rohe Shrimps und rohen bzw. geräucherten Fisch (Kapitel ☞ „Rohe tierische Lebensmittel").

Der Schadstoffgehalt von Shrimps und Garnelen ist meist nicht so hoch wie der von Muscheln, es können in diesen aber Rückstände von unerwünschten Antibiotika enthalten sein. Schränken Sie deshalb auch den Verzehr von Meeresfrüchten generell ein!

Eier – wahre Kraftquellen

Eier sind wertvolle Lebensmittel. Sie enthalten viel Eiweiß, aber auch viele wichtige Vitamine.

Verzehren Sie Eier aber in Maßen. 2-3 Eier pro Woche sind in der Regel ausreichend. Dabei werden auch Eier in Kuchen, Keksen, Aufläufen und Teigwaren miteingerechnet. Täglich ein Frühstücksei ist etwas zu viel des Guten!

Eier können ☞ Salmonellen enthalten und es besteht die Gefahr von Infektionen. Dies betrifft insbesondere die Eier von Enten und Gänsen.

Rohe (Hühner)eier und daraus zubereitete Speisen (z. B. Tiramisu, selbstgemachte Mayonnaise) sind daher in der Schwangerschaft tunlichst zu meiden.

Fette, Nüsse und Öle – wichtig in kleinen Mengen

Unsere konzentriertesten Energieträger sind Fette und Öle. Sie liefern doppelt so viel Kalorien wie Eiweiß oder Stärke. Die überschüssige Energie wird im Körper kompakt als Fettdepot gespeichert. Fette sind Träger der fettlöslichen Vitamine und natürlicher Aromen. Sie sind daher für den Geschmack mitverantwortlich.

Meist ist unsere Ernährung allerdings zu fettreich, weshalb an Fett eingespart und die empfohlene Menge eingehalten werden soll. Sonst bleiben andere wichtige Nährstoffe auf der Strecke und es kann über die Schwangerschaft hinaus zu einer unerwünschten Gewichtszunahme kommen.

In der Schwangerschaft werden insgesamt 4 EL an Fetten (Ölen und Streichfetten) pro Tag gebraucht.

Streichfette enthalten meist gesättigte Fettsäuren und sind große Energieträger. Butter ist ein natürlicheres Lebensmittel als (Diät)margarine und schmeckt vielen Leuten besser – daher wird sie meist bevorzugt.

Pflanzenölmargarine, z. B. Diätmargarine, enthält essentielle, ungesättigte Fettsäuren und bildet eine Ausnahme, obwohl sie nicht nennenswert kalorienärmer ist als herkömmliche Margarine oder Butter.

Egal, ob Sie sich für Butter oder Margarine entscheiden, wichtig ist primär, dass nicht mehr Streichfett als ca. 2 EL (20 g) pro Tag konsumiert wird.

Betrachtet man die Mengen an Beilagen, so bedeutet das, dass nicht jedes Brot mit Butter bestrichen werden soll, sondern Aufstriche, Frischobst oder Rohkost auf dem Brot in einer ausgewogenen Küche wichtig sind.

Von den restlichen 20 g Fett/Tag wird idealerweise 1 EL Pflanzenöl (z. B. Sonnenblumenöl, Olivenöl, Kernöl) für die kalte Küche (Salate, Rohkostsalate) verwendet.

Der zweite Eßlöffel Pflanzenöl (z. B. Rapsöl) soll zum Braten und Kochen von Speisen verwendet werden.

Im Gegensatz zu den tierischen Fetten (z. B. Butter) liefern pflanzliche Fette, wie Öle und Nüsse – mit Ausnahme der Kokosnuss – dem Körper vorwiegend hochwertige ungesättigte Fettsäuren. Diese kann der Körper nicht selber herstellen. Er braucht sie als Bausubstanz für die eigenen Zellen, aber auch für die Ihres Kindes.

Neben Öl- und Linolsäure ist dabei die Alpha-Linolensäure, eine ☞ Omega-3-Fettsäure, notwendig.

Aufgrund der Zusammensetzung an einzelnen Fettsäuren sollte vor allem Rapsöl in der Ernährung der Schwangeren eine zentrale Rolle spielen, aber auch Olivenöl, Leinöl und Walnussöl sind hilfreich.

Sojaöl wäre ebenfalls ideal zusammengesetzt, wird aber aufgrund der Gentechnikdebatte kritisch betrachtet. Es soll nur dann verwendet werden, wenn es aus biologischer Landwirtschaft stammt.

Kaltgepresste Pflanzenöle eignen sich hervorragend für die Zubereitung des Salates, sind jedoch nicht zum Braten

Tipp:
Lagern Sie die Öle dunkel und kühl – falls kein anderer Raum dafür vorhanden ist, im Kühlschrank. So bleibt das Vitamin E lang erhalten, das im Körper vor Oxidationsprozessen schützt und auch das Speiseöl vor dem Ranzigwerden bewahrt.

geeignet, weil der Rauchpunkt des Öles niedrig ist und beim Erhitzen schon bald schädliche, krebserregende Substanzen entstehen können.

Verwenden Sie zum Anbraten besser ein raffiniertes Öl und zum Frittieren ein Frittierfett oder Erdnussöl.

Als pflanzliche Fettquelle können Sie ab und zu auch Nüsse essen. Ersetzen Sie einen Esslöffel Öl in der Rohkost dann durch 2 gestrichene Esslöffel Nüsse, Samen oder Mandeln!

Nüsse haben viele Kalorien, liefern aber hochwertige Fettsäuren. Achten Sie darauf, die täglichen Höchstmengen beim Knabbern oder im Müsli nicht zu überschreiten, außer Sie streben eine höhere Gewichtszunahme an.

Wer Fett einsparen will, sollte nicht nur auf die Zubereitungsart (Grillen und fettarmes Anbraten, z. B. in Keramikpfannen), sondern auch auf die verwendeten Zutaten achten!

Bei panierten Speisen ist der Fettanteil umso höher, je kleiner die Stücke geschnitten sind und je größer daher die Oberfläche ist. Daher enthalten hauchdünne Chips sogar etwa 40 % Fett, obwohl Kartoffeln als Ausgangsprodukt praktisch fettfrei sind.

Im Gegensatz zu Streichfetten bezeichnet man dieses Fett als „verstecktes Fett". Viele versteckte Fette finden Sie in Chips, Wurstwaren, in den Fetträndern von Fleisch, in fettreichen Käsesorten und in Saucen. All diese gilt es, selten oder sparsam zu verwenden.

Süsses und Würziges

Stimmt die Basis und wird der Speiseplan aus den bisher besprochenen Lebensmittelgruppen ausgewogen zusammengestellt, dann darf es auch ein gewisses Maß an Süßigkeiten oder salzigen Knabbereien in der täglichen Ernährung geben.
Allerdings sind die geduldeten Mengen an Süßem und an Knabbereien gering und werden im Alltag oft mengenmäßig falsch geschätzt.

Als Faustregel gilt:

Die Menge an fett- oder zuckerreichen Süßigkeiten passt in eine Hand – für Kinder in eine Kinderhand, für Erwachsene in eine Erwachsenenhand!

Achtung Lakritze!

Vorsichtshalber ist während der Schwangerschaft auf den regelmäßigen Verzehr von Lakritze zu verzichten.
Mehr als 50 g pro Tag können bei manchen Personen Bluthochdruck, ☞ Ödeme und Muskelschwäche zur Folge haben.

Achten Sie immer darauf, 5 Mahlzeiten am Tag einzunehmen. Wer regelmäßig etwas isst, kann größeren Blutzuckerschwankungen entgegenwirken und so dem Heißhunger auf Süßes vorbeugen.

Essen Sie Süßes lieber zum Dessert als zwischendurch und greifen Sie für ☞ Zwischenmahlzeiten besser zu Obst, Vollkornbrot und Milchprodukten.

Auch selbstgemachter Pudding (mit frischem Obstmus) oder eine Tasse Kakao können den Süßhunger stillen. Wählen Sie nach Möglichkeit Vollkornkekse und Vollkornobstkuchen statt allzu schokoladereiche Naschereien.

Als Süßigkeiten zu betrachten sind auch manche „Frühstücksflakes", die oft nur mehr wenig mit normalen Cornflakes gemein haben und viel Schokolade und Zucker enthalten.

Genauso wie ein Übermaß an Zucker nicht sinnvoll ist, sollen auch normale

Mengen an Salz in der täglichen Ernährung zu finden sein. Generell gilt, dass mit Salz in der Schwangerschaft nicht speziell sparsam umgegangen werden muss, sondern dass weiterhin normal gesalzen werden soll.

Gut ein Teelöffel Salz pro Tag nehmen wir durch unsere Nahrung (Brot, Wurst, Käse, gesalzene Speisen) auf, wenn wir normal salzen.

Entgegen der früheren Meinung gilt mittlerweile als gesichert, dass man während der Schwangerschaft den Kochsalzkonsum nicht einzuschränken braucht (Kapitel ☞ „Was soll ich essen bei Ödemen?").

In Österreich wird jedes Speisesalz jodiert, um Jodmangel zu verhindern. Spezielle Salzsorten können jedoch unjodiert sein. In Deutschland und in der Schweiz wird jodiertes neben unjodiertem Speisesalz angeboten. Achten Sie darauf, Jodsalz zu verwenden!

Qualität der Lebensmittel

Nach Möglichkeit sollen die Nahrungsmittel – gerade in der Schwangerschaft und Stillzeit – aus biologischer Landwirtschaft stammen.

Dies gilt vor allem für Milch und Milchprodukte, denn Milch ist ein sehr heikles Produkt. In Spuren können sich in ihr Rückstände aus Futtermitteln oder von Medikamenten wiederfinden.

Verfolgt man die Schlagzeilen der letzten Jahre in den Medien, dann rückt auch die Qualität von Fleisch und Fleischprodukten in den Mittelpunkt. Will man sichergehen, dass die Tiere mit natürlichen Futtermitteln ernährt wurden, dann sollte man zu BIO-Fleisch oder zu Qualitätsfleisch aus bekannten Bauernhöfen greifen.

Auch Obst und Gemüse sollten nach Möglichkeit BIO-Qualität haben, wenn Sie sich selbst etwas Gutes tun wollen. Achten Sie beim Einkauf auf die staatlichen BIO-Gütesiegel. Sie garantieren biologische Qualität.

Begriffe wie „umweltschonend hergestellt", „naturnah", „ungespritzt", „aus integriertem Anbau" oder „aus kontrolliertem Anbau" sagen noch nichts über BIO-Qualität aus.

Echte BIO-Produkte tragen auf jeden Fall das EU-BIO-Zeichen. Ein schwarzes AMA-Bio-Siegel ist angebracht, wenn mind. 95 % der Zutaten aus biologischer Landwirtschaft stammen. Sind mehr als 70 % der BIO-Zutaten aus Österreich, so ist das Austria-BIO-Kontrollzeichen rot gefärbt.

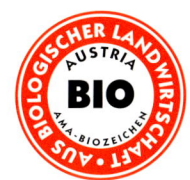 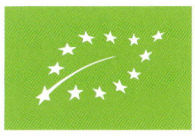

Links: AMA-Biozeichen (vorwiegend österr. Zutaten)
Rechts: EU-Biozeichen

BIO-Produkte unterliegen staatlicher Kontrolle. Große BIO-Verbände (Demeter, Ernte, Bioland, Naturland) geben zusätzliche Sicherheit, weil sie ihre Vertragsbauern außerdem selbst regelmäßig kontrollieren.

Es ist zudem ratsam, Obst und Gemüse saisonal zu kaufen, also dann, wenn einzelne Obst- oder Gemüsesorten wirklich reif sind.
Einen Saisonkalender finden Sie in unseren Büchern „Rezepte und Tipps für Babys Beikost" und „Pfiffige Rezepte für kleine und große Leute" (☞ Weiterführende Literatur). Erdbeeren haben z. B. im Frühsommer und nicht im März Saison.

Unreif geerntete Früchte und Gemüsesorten schmecken nicht nur fader, sie enthalten auch weniger Vitamine.

Achten Sie einer gesunden Umwelt zuliebe auch auf regionale Produkte, diese legen kürzere Transportwege zurück und der Kauf kommt den heimischen Bauern zugute.

Beispiel für einen Tagesplan*

Mahlzeit	Speisen und Getränke
Frühstück	2 Stück Vollkornbrot, 10 g (1 EL) Butter, 1 EL Marmelade, 1 Scheibe Schnittkäse, 2-3 Tassen Rotbuschtee mit Milch
Zwischenmahlzeit	1 Apfel oder Kompott daraus, 1 Karotte, evtl. 2 Kekse, 1 Glas Wasser
Mittagessen	120 g mageres Fleisch, gebraten mit 1 TL (5 g) Rapsöl, 1 Portion Erdäpfelpüree, 1 Portion Blattsalat mit 1 Tomate und 1 EL Sonnenblumenöl, 2 Gläser Orangensaft gespritzt
Zwischenmahlzeit	1 Sonnenblumenbrot, 5 g Butter, evtl. 1 Banane, 1 Glas Wasser
Abendessen	1 Portion Champignon- oder Kürbisrisotto mit 1 EL Rapsöl für die Zubereitung und 4 EL Parmesan, 1 großes Glas Apfelsaft 1:2 mit Wasser verdünnt
Spätmahlzeit	1 Joghurt

* Möglicher Tagesspeiseplan für eine Schwangere im 2. und 3. Schwangerschaftsdrittel

Die Zubereitung der Speisen beeinflusst die Qualität der Nahrung wesentlich. Manche Inhaltsstoffe (z. B. Stärke) werden durch Erhitzen besser verdaulich, andere (z. B. Vitamin C) gehen beim Kochvorgang verloren.

Ausgedehnte Lagerzeiten, überlange Kochzeiten und lange Warmhaltephasen führen zu großen Verlusten an empfindlichen Vitaminen. Achten Sie daher auf die Frische der Zutaten und kurze Zubereitungszeiten.
Viele Mineralstoffe und einige Vitamine (B-Vitamine, Vitamin C) sind wasserlöslich. Verwenden Sie deshalb nach Möglichkeit das Kochwasser von Gemüse für Suppen und Saucen.

Neben der Zubereitungsart spielt auch die hygienische Qualität der Ausgangsprodukte eine Rolle. Achten Sie darauf, keine verdorbenen Lebensmittel zu verwenden.

Ist ein Teil eines Lebensmittels verschimmelt, z. B. bei Marmelade oder Brot, dann reichen die unsichtbaren Anteile des Schimmelpilzes meist ganz ins Lebensmittel hinein.
Es genügt nicht, den sichtbaren Teil zu entfernen. Werfen Sie das ganze Lebensmittel weg.
Gleiches gilt für Lebensmittel, die von Schädlingen (z. B. Motten) befallen sind. Sie sind zu entsorgen!

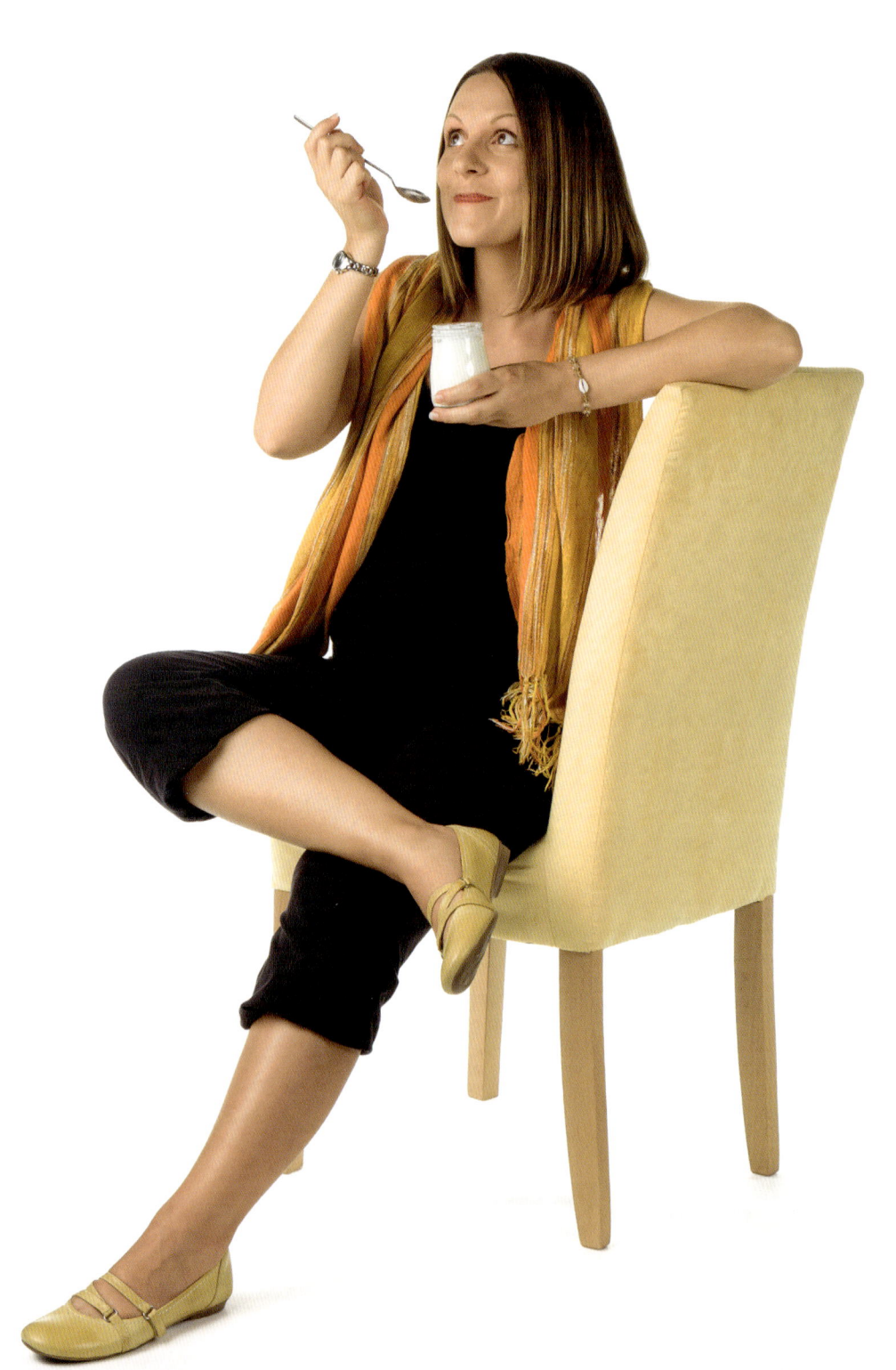

SCHWANGERSCHAFT – TIPPS UND TABUS

Null Promille – dem Baby zuliebe!

Bereits zuvor habe ich daraufhingewiesen, während der Schwangerschaft gilt es, Alkohol strikt zu meiden. Selbst kleine Mengen an Alkohol gelangen über die Placenta ungehindert zum Ungeborenen und können von ihm nicht abgebaut werden, sodass es dem Schadstoff lange ausgesetzt ist.

Dabei werden Stoffwechselvorgänge des Kindes, z. B. Schlafphasen, verändert. Es gibt keinen unteren Grenzwert bis zu dem Alkohol während der Schwangerschaft als harmlos eingestuft werden kann, da im gesamten Verlauf die Gehirnentwicklung beeinträchtigt werden kann.

Das Risiko einer alkoholbedingten Fehlbildung ist im ersten Schwangerschaftsdrittel besonders hoch. Später kann Alkohol zu Fehlgeburten führen. Ist die Schwangere Alkoholikerin, so kann es beim Kind zu schweren geistigen und körperlichen Minderentwicklungen kommen. Das Gehirn des Kindes ist meist deutlich kleiner.

Verzichten Sie daher – am besten die gesamte Schwangerschaft hindurch – Ihrem Kind zuliebe komplett auf Wein, Bier und andere Alkoholika! Hier ist auch die Mithilfe des (familiären) Umfeldes gefragt. Denn zum falschen Zeitpunkt kann auch ein Glas bei Feierlichkeiten Folgen haben.

Koffein und koffeinähnliche Substanzen

Untersuchungen bei Schwangeren zeigen, dass exzessiver Kaffeegenuss (pro Tag mehr als 4-5 Tassen oder mehr als 400 mg Koffein) das Fehlgeburtsrisiko in den ersten 3 Schwangerschaftsmonaten verdoppeln kann. Pro Tag sollten es daher nie mehr als 200 mg Koffein in Getränken und Speisen sein.

Im letzten Schwangerschaftsdrittel wird Koffein zudem im Körper der Schwangeren nicht mehr so rasch abgebaut.

Zirkuliert Koffein im Blutkreislauf der werdenden Mutter, so gelangt ca. 1 % davon auch in den Stoffwechsel des Kindes und führt dort zu einem erhöhten Herzschlag. Der Pulsschlag verdoppelt sich fast, so groß ist die Belastung.

Koffein und koffeinähnliche Verbindungen kommen außer in Kaffee in vielen anderen Getränken vor: in Energydrinks, Colagetränken, Schwarztee, Matetee, Grüntee, Wellnessdrinks mit Grüntee oder Guarana, in Eistee und in Kakao.

Verzichten Sie am besten ganz auf Kaffee oder koffeinhaltigen Tee bzw. reduzieren Sie Kaffee (und Mate) auf max. 1-2 Tassen pro Tag oder Schwarztee (auch Eistee) bzw. Grüntee auf max. 2-4 Tassen pro Tag.

Achtung Energydrinks!

Eine Dose Energydrink enthält neben viel Koffein auch viel Zucker – vom Konsum wird daher abgeraten.

Oft schmeckt Schwangeren instinktiv kein Kaffee mehr. Als gute Alternative bietet sich koffeinfreier Kaffee oder Kaffee aus gerösteter Gerste, aus Malz oder aus Soja an.
Dieser kann mit Gewürzen (Kakao, Cardamom) geschmacklich eine persönliche Note erhalten.

Eine echte Alternative zum Schwarztee ist Rotbusch- (Rooibos-), Kräuter- oder Früchtetee.
Rotbuschtee enthält keine koffeinähnliche Verbindung, dafür liefert das südafrikanische Nationalgetränk Eisen, Calcium und Vitamin C. Es lässt sich auch gut mit Milch trinken. Gelegentlich wird Rotbuschtee mit Gewürzmischungen (☞ Zimt) angeboten.

In Kakao und Schokolade liegt ebenfalls eine dem Koffein verwandte Verbindung vor. Allerdings wenig, sodass es in der Schwangerschaft unbedenklich ist, wenn die Süßigkeiten in Ihrer Ernährung innerhalb der empfohlenen Höchstmenge bleiben.
Eine ganze Tafel Schokolade enthält jedoch beinahe so viel an koffeinähnlichen Substanzen wie eine Tasse Kaffee sowie sehr viel Zucker und Fett.

Rohe tierische (und pflanzliche) Lebensmittel

Aus hygienischen Gründen sind außerdem rohe tierische Produkte – außer rindenfreier Hartkäse (☞ nachfolgender Überblick) – strikt zu meiden! Sie können Listerien, Salmonellen oder Toxoplasmose-Erreger enthalten.

Listerien

Listerien (z. B. in Milchprodukten und anderen rohen, tierischen Lebensmitteln, auf Obst, Gemüse, Schnittsalaten und Kräutern) rufen bei Schwangeren eine grippeähnliche Erkrankung hervor. Selbst wenn die Erkrankung selten ist und die Mutter nur schwach ausgeprägte Symptome hat, kann es in Folge zu einer Totgeburt kommen.
Beim Neugeborenen können durch Listerien in der ersten Woche Atemnot und Sepsis oder – bei Ansteckung während der Geburt – Hirnhautentzündung auftreten.

Listerien vermehren sich auch im Kühlschrank und überstehen Tiefgefrieren. Komplettes Erhitzen für 2 Minuten auf mind. 70 °C tötet die Erreger jedoch verlässlich ab.

Salmonellen

Salmonellen (z. B. in Geflügel, eihaltigen Speisen) können schwere Durchfälle hervorrufen. Eine leichte Salmonellenvergiftung wird Ihrem Kind möglicherweise nicht direkt schaden, in schweren Fällen kann sie jedoch zu Frühgeburt führen.

Toxoplasmose

Toxoplasmose ist eine parasitäre Erkrankung, deren Erreger hauptsächlich durch Katzenkot, Erde und rohes Fleisch (v. a. Schwein, Schaf, Ziege) übertragen wird.

Reinigen Sie daher Katzenkistchen möglichst nicht selber und wenn, dann nur mit Gummihandschuhen!

Auch bei der Gartenarbeit sollten Sie zur Vorsicht Gummihandschuhe tragen, damit Sie nicht unmittelbar mit Erde in Berührung kommen.

Füttern Sie Ihre Katze nicht mit rohem Fleisch! Der direkte Kontakt mit Wohnungskatzen ist für die Übertragung von untergeordneter Bedeutung. Sie brauchen sich daher nicht unbedingt von ihrem Tier zu trennen.

Toxoplasmose kann bei Erstinfektion der Mutter kurz vor oder während der Schwangerschaft beim Ungeborenen zu Hirnschädigungen, Blindheit, Fehl- oder Totgeburt führen.

Bei manchen Kindern bricht die Krankheit erst nach der Geburt aus und verursacht Augenentzündungen, Atemstörungen oder Lungenentzündung.

In Österreich und der Schweiz wird daher im Rahmen der Schwangerschaftsuntersuchung auf bestehende Immunität auf Toxoplasmose getestet.

Toxoplasmoseerreger werden durch vollständiges Erhitzen von Fleischerzeugnissen für 2 Minuten auf mind. 70 °C sowie durch komplettes Tieffrieren für 8 Stunden bei −20 °C abgetötet.

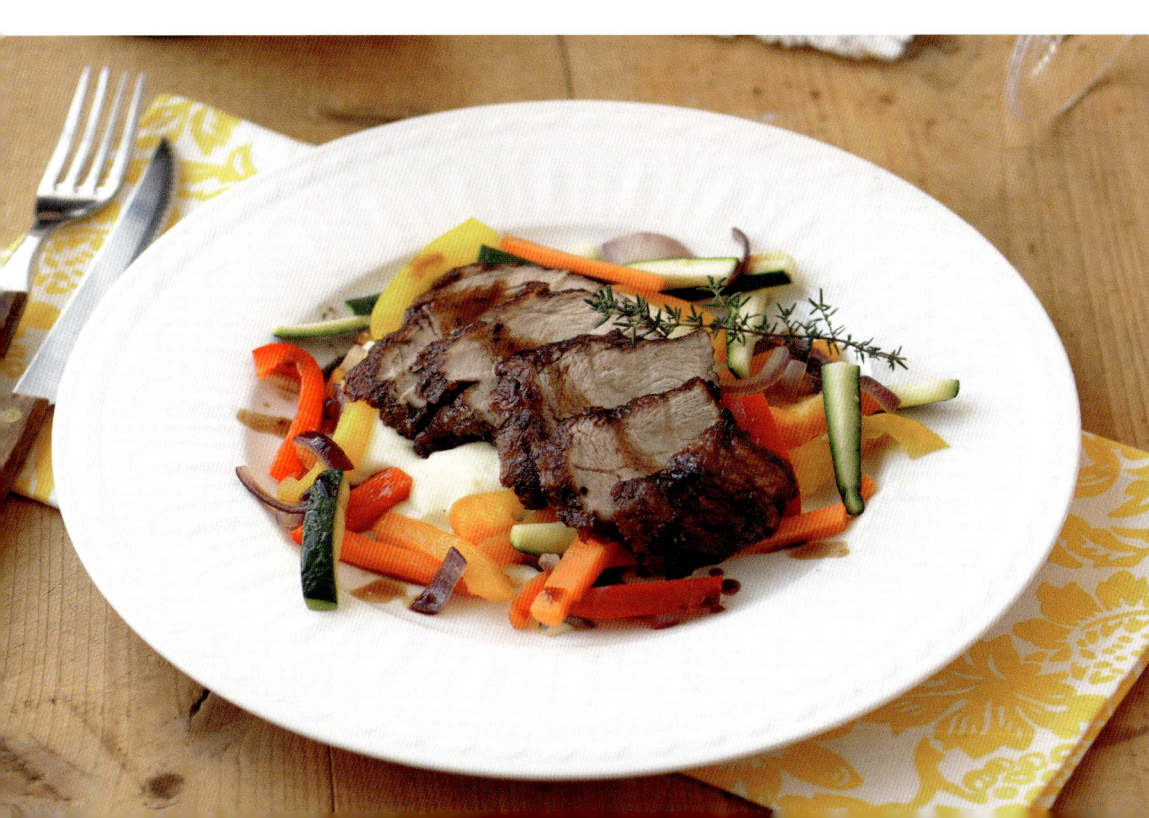

Ihre Wahl zählt!

Hierauf sollen Sie verzichten:	**Dies können Sie bedenkenlos essen!**
• auf nicht abgekochte oder unpasteurisierte Milch (auch von Ziege oder Schaf) und daraus hergestellten, formgereiften Weichkäse, wie Camembert oder Brie, Blauschimmelkäse, wie Gorgonzola und Roquefort • auf Rotschmierekäse, wie Schlierbacher Schlosskäse und Quargel • auf die Rinde von Schnitt- und Hartkäse • auf eingelegten Käse oder Frischkäse aus offenen Gefäßen • auf Milchmixgetränke mit nicht erhitzten Fruchtzusätzen	• pasteurisierte, sterilisierte oder ultrahocherhitzte Milch und Milchprodukte (Joghurt, Sauermilch, Buttermilch) • Camembert und Brie aus pasteurisierter Milch • verpackten Feta aus pasteurisierter Schaf- bzw. Kuhmilch, Mozzarella, Parmesan, Pecorino, Cottage Cheese, Mascarpone, Topfen (Quark), Ricotta, Koch-, Schmelzkäse • rindenfreien, pasteurisierten Schnittkäse, z. B. Butterkäse, Gouda oder rindenfreien (Rohmilch)hartkäse, z. B. Edamer, Emmentaler, Bergkäse, Parmesan
• auf offenes Eis sowie selbstgemachtes Eis oder Sorbet mit Eiern	• industriell hergestelltes, abgepacktes Eis
• auf rohes Fleisch: Carpaccio, Mett, Tartar oder nicht ganz durchgebratenes Fleisch, wie Steak englisch oder medium • auf kurz gereifte Rohwürste, wie Mettwurst, und auf Teewurst • auf Rohschinken: Bündner Fleisch, Parmaschinken, Räucherspeck, Schinkenspeck • auf vorverpackte Aufschnittware	• durchgebratenes Fleisch, Brühwürste (Frankfurter, Bratwurst, Krakauer, Leberkäse, Weißwurst), Kochwurst (Blutwurst, Sülzwurst, Fleischpasteten), Kochschinken, Selchfleisch, Fleischdauerkonserven (Corned Beef, Jagdwurst), gekochten Beinschinken
• auf nicht ganz durchgegrilltes Geflügel	• gut durchgebratenes Geflügel, Geflügelwurst, Geflügelkonserven (Streichw.)
• auf rohen Fisch (wie Sushi, Austern, Shrimps, Kaviar), kalt- oder heißgeräucherte Fischprodukte (Forellenfilets, Räucherlachs, Räucherforelle, Schillerlocken, Räucheraal) oder marinierte ungekochte Fischprodukte (Matjes, offener Hering)	• gekochten oder gut durchgebratenen Fisch bzw. Garnelen, vegetarische Maki (mit Avocado, Gurke), Fischdauerkonserven (wie Hering in Tomatensauce oder Makrele in Öl), pasteurisierte Fischerzeugnisse

Hierauf sollen Sie verzichten:	Dies können Sie bedenkenlos essen!
• auf rohe oder halbrohe (weichgekochte) Eier und daraus hergestellte Speisen, wie selbstgemachte Mayonnaise, Mousse au Chocolat, Zabaione, Tiramisu, Bayrische Creme und Topfen-(Quark-)creme mit rohen Eiern (auch als ungebackene Auflage von Torten) sowie Backwaren mit nicht durchgegarten Puddingfüllen	• hartgekochte Eier, pochierte Eier und gut durchgebratenes Spiegelei oder Eierspeise, Mayonnaise aus der Tube
• auf rohes Getreide, Frischkornbrei, rohe Getreidekeimlinge	• Brot, Backwaren, Getreideflocken, gegarte Getreideerzeugnisse
• auf ungeschältes und ungewaschenes Obst bzw. Rohgemüse • auf frischgepresste Säfte aus ungewaschenem Obst und Gemüse	• gründlich gewaschenes bzw. erhitztes Obst (Marmelade) und Gemüse sowie pasteurisierte Säfte daraus
• auf fertig geschnittene Salate, vorgefertigte Salate (Krautsalat), rohe Sprossen und Keimlinge	• frisch zubereitete, gut gespülte Salate, abgepackte Obst- und Gemüsesäfte
• auf Oliven und eingelegtes Gemüse aus Thekenware	• industriell hergestellte, abgepackte Oliven
• auf vorgefertigtes Sandwich, Tramezzinis	

Tipps zur Vorsorge:
Sorgen Sie für ausreichendes Erhitzen von Geflügel und Fleisch – z. B. bei Backofentemperaturen über 180 °C (Gasherd mind. Stufe 4).

Testen Sie das Geflügel an der dicksten Stelle mit einem Spieß! Der austretende Saft sollte nicht rosa oder rot, sondern klar sein.

Vermeiden Sie, dass bereits fertig gegarte Speisen mit rohem Fleisch oder Geflügel (oder mit Schneidbrettern, auf denen solches lag) in Berührung kommen! Waschen Sie sich sorgfältig die Hände, wenn Sie rohes Fleisch angefasst haben!

Verbrauchen Sie Produkte in Vakuumverpackungen (z. B. Aufschnittware) möglichst bald, da sich ☞ Listerien auch bei Vakuumbedingungen noch vermehren können.

Besser ist es, Käse oder Wurst im Stück zu kaufen und erst vor dem Verzehr aufzuschneiden.

Käse aus Rohmilch ist in der Regel speziell als solcher gekennzeichnet. Auf Thekenware sollten Sie im Zweifelsfall verzichten.

Schneiden Sie die Rinde von Hartkäse immer großzügig weg. Sie ist häufig mit Listerien kontaminiert.

Eine gute Alternative zu eihaltigem Tiramisu ist „Inges Apfeltiramisu" aus unserem Rezeptbuch „Coole Rezepte für zwischendurch" (☞ Weiterführende Literatur).

Schnittfeste Rohwürste (z. B. Salami, Landjäger, Cabanossi) stellen eine Zwischenstufe dar. Sie scheinen aufgrund der Nitratpökelung und der langen Reifezeit nur sehr selten Toxoplasmose zu verursachen. Es können jedoch Listerien enthalten sein! Als Bestandteil von erhitzten Gerichten (z. B. von selbstgemachter Pizza) ist Salami geeignet.

Kaltgegarte, aber stark gesüßte, gesalzene oder gesäuerte Fischprodukte (Sardellen, Lachsersatz, Rollmops) verursachen selten Infektionen.

Frisch gefangener Seefisch ist zwar keimfrei, aber bei der Lagerung und Verarbeitung sowie beim Verpacken kann es leicht zu einer Verunreinigung kommen. Durch mangelhafte Kühlung kann die Keimzahl anwachsen. In etwa

10 % aller Fisch- und Meerestierprodukte wurden Listerien nachgewiesen.

Noch ein paar wichtige Hygienetipps:

• Erhitzen Sie Fertiggerichte aus dem Kühlregal immer sorgfältig und lange genug! Rühren Sie gut um, damit alle Stücke gut durchgegart werden, vor allem, wenn Geflügel enthalten ist!

• Wärmen Sie das Essen maximal einmal auf. Verzehren Sie Pausenbrote innerhalb von 2 h nach Zubereitung.

• Verzichten Sie auf fertig geschnittene und verpackte Mischsalate!

• Achten Sie auch auf Handreinigung mit Seife nach jedem Toilettenbesuch und in der Küche, damit Lebensmittel nicht im Nachhinein mit Krankheitserregern verunreinigt werden!

• Reinigen Sie den Kühlschrank regelmäßig (mind. alle 2 Wochen) genau!

• Verwenden Sie bei der Entnahme von Lebensmitteln aus geöffneten Verpackungen immer sauberes Besteck!

• Verschließen Sie geöffnete Verpackungen wieder gut und verbrauchen Sie den Inhalt innerhalb von 3-4 Tagen!

Schwermetalle

Schwermetalle und Schadstoffe können in den ersten Lebenswochen Entwicklungsstörungen, Missbildungen und Schädigungen hervorrufen, da Schwermetalle teilweise ungehindert zum Kind gelangen können.

Sie sind in vielen Innereien (☞ Leber, Niere) enthalten, weshalb diese in der Schwangerschaft nur in geringem Ausmaß gegessen werden dürfen.

Quecksilber

Der Genuss von 2 Portionen Fisch pro Woche hat, wie bereits erwähnt, viele Vorteile für das Ungeborene (☞ Omega-3-Fettsäuren).

Der Verzehr großer, alter und räuberisch lebender Fische, die mit Quecksilber belastet sind, sollte jedoch eingeschränkt werden (☞ Kasten).

Auch Meeresfrüchte können große Mengen an Schwermetallen enthalten.

Ein Teil des Quecksilbers schadstoffbelasteter Fische liegt in einer Form vor, die die Placentaschranke (Schranke zwischen Gebärmutterblut und Blut des Ungeborenen) passieren kann. Dieses Quecksilber wirkt sich negativ auf die Entwicklung des kindlichen Gehirns aus.

Bei 1-2 Portionen Fisch pro Woche wird die tolerierbare Menge davon nicht überschritten, solange Sie auf roten und weißen Thunfisch sowie die anderen sehr belasteten Fische verzichten.

Beim Austauschen von schadhaften Amalgamplomben wird Quecksilber freigesetzt, das den Körper belastet. Nach Möglichkeit sollen während der

Achtung Quecksilber im Fisch!

Vorsichtshalber ist während der Schwangerschaft auf Tunfisch, Haifisch, echten Aal, Gemeinen Stör, Barsch, Rotbarsch, Schwertfisch, Heilbutt, Hecht, Rochen, Seeteufel, falschen und echten Bonito, Marin, Blauleng, Langschwänzigen Speerfisch sowie auf Haarschwänze, Steinbeißer, pazifischen Fächerfisch und Einfarb-Pelamide zu verzichten.

gesamten Schwangerschaft, vor allem aber im ersten Drittel, Zähne – nur wenn notwendig – gerichtet werden.

Pflegen Sie Ihre Zähne gut und vorsichtig, denn das Zahnfleisch wird während der Schwangerschaft verstärkt durchblutet.

Es wird dadurch weicher und anfälliger für Zahnfleischbluten und Entzündungen. Außerdem ändert sich die Speichelzusammensetzung und es kann deshalb rascher zu Karies kommen.

Sprechen Sie so bald wie möglich mit Ihrer Zahnärztin, falls Schmerzen auftreten, und informieren Sie sie über Ihre Schwangerschaft!

Blei

Auch bleibelastetes Trinkwasser kann dem Ungeborenen schaden. Blei beeinträchtigt die Blutbildung und die

Gehirnentwicklung des Kindes. In Altbauten sind zum Teil noch Bleirohre als Wasserleitung im Einsatz. Diese führen zu einer Bleibelastung des Leitungswassers, das ja zum Kochen und Trinken herangezogen wird.

Es gibt verschiedene Labore, die das Wasser kostenpflichtig untersuchen. Wenn Sie bleibelastetes Wasser haben, empfiehlt es sich, stilles Mineralwasser zum Kochen und Trinken zu verwenden.

Lassen Sie Wasser in Altbauten zumindest längere Zeit rinnen bzw. duschen Sie oder gießen Sie die Pflanzen, bevor Sie Wasser für Getränke oder für die Essenszubereitung entnehmen.

Schadstoffe durch Rauchen

Die mit Abstand größte Belastung durch Schwermetalle – nämlich durch Cadmium – entsteht, wenn die Mutter raucht.

Rauchen belastet den Körper mit Nikotin und mit über 4.000 weiteren Substanzen.

Dazu zählen Kohlenmonoxid, Wasserstoffzyanid, Stickstoffoxid, Ammoniak und Blei. Außerdem erhöht Rauchen signifikant den Vitamin-C-Bedarf.

Mit jeder Zigarette gelangen die Giftstoffe über die Nabelschnur in den Kreislauf des Kindes. Die Blutgefäße werden dadurch verengt, die Sauerstoff- und Nährstoffversorgung des Ungeborenen verringert sich und der Herzschlag erhöht sich. Kinder rau-

chender Mütter leiden vermehrt an Entwicklungsproblemen und haben häufig ein zu ☞ niedriges Geburtsgewicht. Sie kommen eher als Frühgeburt zur Welt, da es oftmals zu vorzeitiger Placentaablösung kommt.

Es wird vermutet, dass ein Drittel der Fälle von plötzlichem Kindstod (SIDS) durch Nicotinkarenz der Mutter vermeidbar wäre. Außerdem leiden die Kinder später öfter an Atembeschwerden, Asthma und Übergewicht.

Mehr als 10 Zigaretten/Tag führen beim Kind auch zur häufigeren Diagnose von ADHD bzw. anderen psychischen Störungen.

Die Schwangerschaft ist daher wohl die schönste Motivation, so schnell wie möglich das Rauchen aufzugeben.

Dies gilt sowohl für die Mutter als auch für den Vater, denn Passivrauchen hat ähnliche Auswirkungen und steht auch mit der Entwicklung von Nahrungsmittelallergien in Zusammenhang. Halten Sie sich daher während der Schwangerschaft möglichst nicht in verrauchten Räumen auf!

Drogen und Medikamente

Die heikelste Zeit für die Beeinflussung durch die Einnahme von Drogen oder von Medikamenten liegt zwischen der 3. und der 10. Schwangerschaftswoche, wenn die inneren Organe, die Arme und die Beine ausgebildet werden. Es kann zu Missbildungen und Entwicklungsstörungen kommen.

Drogen verursachen oft auch Entzugserscheinungen beim Neugeborenen. Sprechen Sie daher immer mit Ihrer Ärztin!

Ebenso gehören gewohnheitsmäßig eingenommene Schmerz-, Schlaf-, Beruhigungs- oder Schlankheitsmittel auf ihre Unbedenklichkeit für das Ungeborene hin abgeklärt.

Gängige Medikamente wie Aspirin oder Vitamin-A-Präparate sind ebenso bedenklich. Abführmittel können z. B. Darmkrämpfe verursachen und Wehen auslösen. Lesen Sie jeden Beipacktext!

Gehen Sie auch mit pflanzlichen und homöopathischen Präparaten kritisch um und sprechen Sie zuerst mit Ihrer Ärztin bzw. Ihrer Homöopathin, bevor Sie während Ihrer Schwangerschaft Arzneien einnehmen.

Wehenauslösende Substanzen

Es gibt eine Reihe von Verbindungen in Lebensmitteln, die im Verdacht stehen, in höheren Mengen Wehentätigkeit auszulösen.

Rizinusöl ist bekannt dafür, nicht nur die Darmperistaltik anzuregen, sondern auch Wehen einzuleiten.

Es wird bei medizinischer Überwachung unter bestimmten Umständen im Wehencocktail zur Einleitung der Wehen verwendet, wenn der Geburtstermin überschritten ist.

Davor gegeben, kann es nicht nur zu Übelkeit führen, sondern birgt Gefahren für Mutter und Kind!

Durch Chinin, das in Tonic drinks (Tonic und Bitter Lemon) und chininhaltigen Alkoholgetränken enthalten ist, kann die Wehentätigkeit angeregt werden. Meiden Sie diese Getränke während der gesamten Schwangerschaft.

Bei Neugeborenen, deren Mütter täglich etwa 4 Gläser Tonic-Limonaden während der Schwangerschaft konsumierten, zeigten sich zudem Entzugserscheinungen wie Zittern.

Chinin kann außerdem in Medikamenten enthalten sein, die gegen Malaria oder nächtliche Wadenkrämpfe verschrieben werden.

Wehenanregend können auch größere Mengen an Zuckeraustauschstoffen (Sorbit, Xylit, Mannit, Maltit, Laktit und Isomalt) sein, da sie evtl. Darmkrämpfe verursachen.

Zuckeraustauschstoffe werden häufig bei ☞ Diabetes eingesetzt, außerdem sind sie in zuckerfreien Süßwaren (z. B. Kaugummis, Kaubonbons) enthalten.

In der Schwangerschaft sollten Sie Zimt in größeren Mengen meiden, da er die Gebärmuttermuskulatur stimuliert und Wehen verursachen kann.

Gleiches soll für große Mengen Curry, Majoran, Thymian, Nelken, Ingwer und Koriander gelten. Wissenschaftlich ist dies jedoch nicht gesichert.

Die üblichen Verzehrsmengen scheinen unbedenklich zu sein. Vermeiden Sie jedoch chinesische Kräutermischungen mit sehr viel Zimt als Bestandteil. Klären Sie dies mit Ihrer TCM-Ärztin!

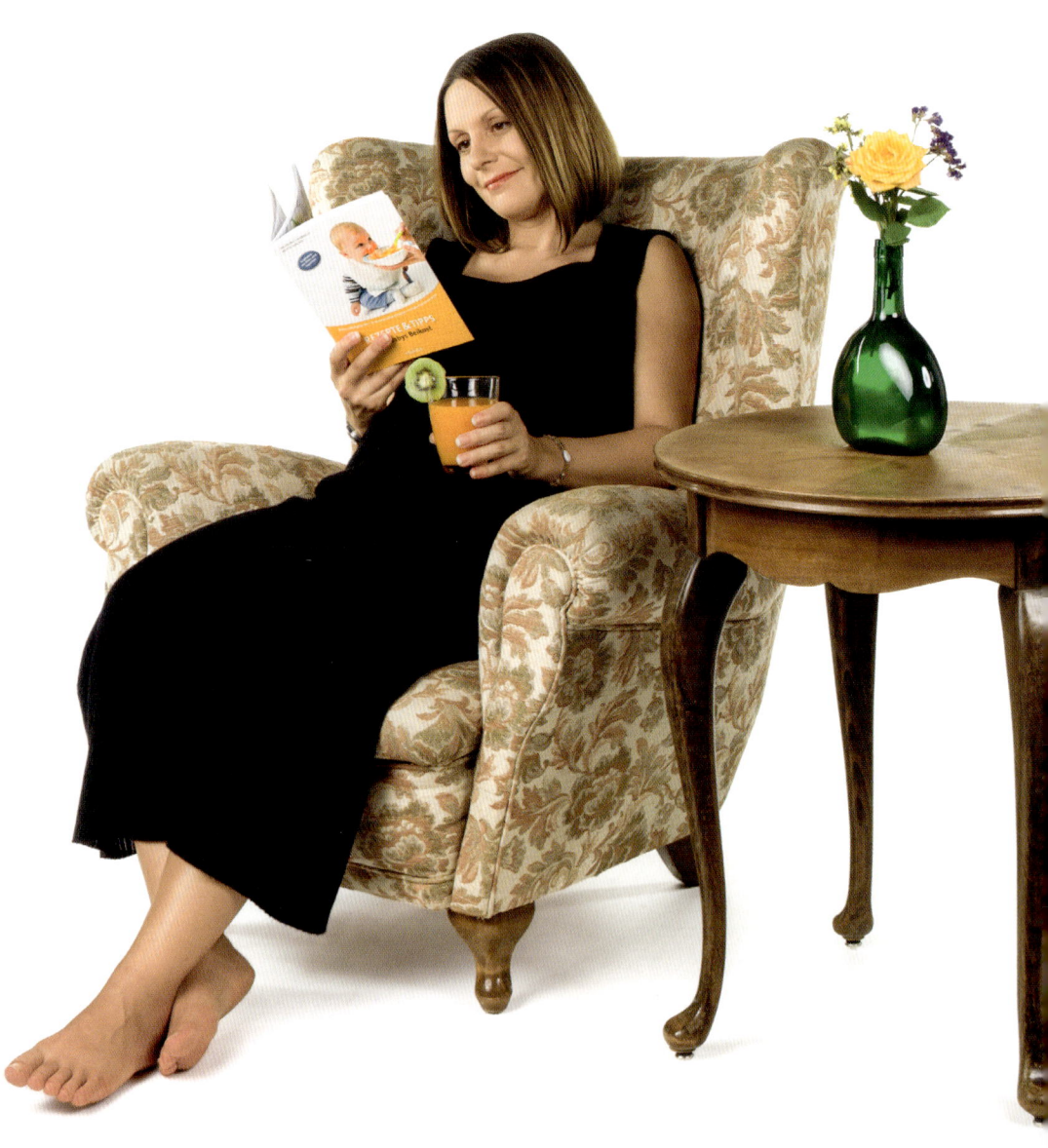

WAS SOLL ICH ESSEN BEI ...

Während der Schwangerschaft können bestimmte Probleme, wie z. B. Schwangerschaftsübelkeit und Verstopfung, auftreten. In den folgenden Kapiteln gibt es Tipps und Hilfestellungen dazu.

... Heißhunger, Gelüsten, Abneigungen?

Vor allem vom 4.-7. Schwangerschaftsmonat tritt häufig plötzlicher Heißhunger auf. Achten Sie in diesem Fall auf 5-6 Mahlzeiten pro Tag, die regelmäßig etwa in einem 3-Stunden-Rhythmus eingenommen werden.

Eine größere Sättigung erreichen Sie, wenn Sie Vollkornprodukte (Vollkornreis, Vollkornteigwaren) bevorzugen. Essen Sie reichlich Obst und Gemüse und vergessen Sie nicht, ausreichend zu trinken.

Tritt der Heißhunger akut auf, wählen Sie – anstatt zu Süßigkeiten zu greifen – lieber ein Vollkornbrot mit Honig oder Marmelade. Das liefert den rasch benötigten Zucker und gleichzeitig die langsamer verdaute Stärke, die gleichbleibend für Energie sorgt. Oder essen Sie Obst und ein Käsebrot.

Haben Sie jedoch sehr starken Heißhunger auf Schokolade, dann nehmen Sie doch einfach 2 Stückchen dunkler Schokolade mit einem Kakaoanteil von mind. 70 % oder trinken Sie eine Tasse dunklen Kakao!
Gelüste auf Schokolade oder Obst können ein Zeichen für einen sinkenden Blutzuckerspiegel sein.

Sie sollen aber Ihren Gelüsten nur kontrolliert nachgeben. Essen Sie nicht mehr als eine Rippe Schokolade täglich, greifen Sie lieber zu Trockenfrüchten oder einem Vollkornbrot mit Honig und achten Sie auf regelmäßige Mahlzeiten mit viel gekochtem Getreide.

Häufig wechseln einander in der Schwangerschaft die verschiedenen Gelüste ab.
Essiggurkerln, Senf, Eiscreme, eingelegte Zwiebeln und Obst – etwa jede zweite Schwangere kennt den großen Appetit auf spezielle Lebensmittel.
Dahinter stecken oft hormonelle Veränderungen in der Frühschwangerschaft. Sie beeinflussen Appetit- und Sättigungsreize.
Gelüste nach sauren Früchten und Fruchtsäften haben auch den Nebeneffekt, dass diese die Aufnahme von ☞ Eisen steigern.

Geben Sie den Gelüsten gemäßigt nach, sofern Sie nicht zu extrem (☞ Kasten nächste Seite) sind. Übermäßiger Genuss von eiweißreichen Lebensmitteln (Milchprodukten, Eiern, Fisch) ist zu vermeiden.

Extreme Gelüste nach Sand, Schlamm, Kalk, Kohle oder Seife werden Pica-Krankheit genannt und sollten behandelt werden.

Möglicherweise leidet Ihr Körper in diesem Fall unter Mineralstoffmangel. Sprechen Sie mit Ihrer Ärztin!

Auch die massive Ablehnung einzelner Lebensmittel und Getränke kommt in der Schwangerschaft vor.
Zwingen Sie sich nicht dazu, diese Lebensmittel zu essen bzw. diese Getränke zu trinken.

Wird jedoch eine ganze Lebensmittelgruppe (z. B. tierische Produkte) abgelehnt, kann dies zu einer Unterversorgungen führen. Sprechen Sie in diesem Fall mit einer Ernährungswissenschafterin, Diaetologin oder Ärztin.

Eventuell müssen zum Ausgleich andere Lebensmittel vermehrt gegessen oder ☞ Multivitamin-Mineralstoffpräparate eingenommen werden.

... Müdigkeit und Erschöpfung?

Ständige Müdigkeit kann die Folge einer Vitamin- und Mineralstoffunterversorgung sein.
Achten Sie bei chronischer Müdigkeit auf ausreichend Obst und gekochtes Gemüse oder supplementieren Sie Vitamine. Näheres im Kapitel über ☞ Supplemente.

Einem Energiemangel, der mit Kältegefühl einhergeht, kann mit einer ☞ Kraftsuppe und mit viel gekochtem Getreide, mit Obst und Gemüse entgegengewirkt werden.
Essen Sie weniger Brot und mehr gekochte Beilagen bzw. Eintöpfe sowie Suppen – das gibt dem Magen die nötige Wärme.
Trinken Sie weniger kalte Getränke, sondern mehr wärmenden Tee, der z. B. ☞ Ingwer oder eine kleine Prise Zimt enthält.

Das Kältegefühl kann jedoch auch durch einen niedrigen Blutdruck verursacht werden. Trainieren Sie Ihren Kreislauf vorsichtig, z. B. durch Schwimmen, Spazierengehen oder Radfahren am Hometrainer mind. 3-mal pro Woche für eine halbe Stunde – machen Sie eventuell zusätzlich isometrische Übungen.
Vergessen Sie bei sportlicher Betätigung nicht, Ihren Durst zu stillen. Vollkornprodukte, Nüsse, Öle, Obst und Gemüse liefern die notwendigen Nährstoffe, um gut versorgt zu sein.

... Haarausfall und Hautveränderungen?

Haarausfall und Hautprobleme werden gelindert, wenn Sie vermehrt Hirse in Ihre Ernährung einbauen.

Hirse enthält viel Silicium, das Haut und Haare stärkt. Sie können stattdessen auch Kieselsäure als Nährstoffergänzung einnehmen. Das beugt auch Schwangerschaftsstreifen vor.

Weiters wird für den Stoffwechsel der Haut ☞ Zink gebraucht. Ein Zinkmangel erhöht das Auftreten von Schwangerschaftsstreifen.
Zinkreiche Lebensmittel sind Lamm-, Rind- und Putenfleisch, Sardinen, Hartkäse, Vollkornprodukte und Weizenkeime, alle Hülsenfrüchte, Miso, ☞ Mohn und Nüsse sowie Trockenfrüchte.

Hinter Haarausfall und trockener Haut kann auch ein Mangel an ☞ Eisen oder ein Selenmangel (dann 1 EL Kokosflocken pro Tag essen) stecken.

In der Apotheke erhalten Sie spezielle Cremen, die Sie zur Vorbeugung vor Schwangerschaftsstreifen kreisförmig an den entsprechenden Zonen einmassieren können.
Es gibt auch homöopathische Mittel zur Vorbeugung gegen Schwangerschaftsstreifen.

… Übelkeit und Erbrechen?

Leiden Sie in der Frühschwangerschaft unter Übelkeit und Erbrechen, dann liegt meist keine Magen-Darm-Grippe vor, sondern eine hormonell bedingte Übelkeit.
Sie kann auch mit Schwindelgefühlen verbunden sein und betrifft etwa ein Fünftel aller Schwangeren. Meist beginnt die Schwangerschaftsübelkeit rund um die 2. Schwangerschaftswoche und dauert ca. bis zur 14. Schwangerschaftswoche an.
Manchen Schwangeren ist jedoch auch die ganze Schwangerschaft hindurch immer wieder übel.

Starke Gerüche (Parfüm, Zigarettenrauch, Benzin) oder stark gewürzte Nahrungsmittel bzw. Kaffee lösen manchmal Übelkeit aus.
Geruchs- und Geschmackssinn sind während der gesamten Schwangerschaft geschärft, um schädliche Einflüsse vor allem während des ersten Schwangerschaftsdrittels, der Zeit der Organbildung, zu verhindern.

Ob es in der Schwangerschaft zu häufigem Erbrechen kommt, ist individuell und hängt möglicherweise mit Stress, Ihrer Hormonlage und ebenso dem Magenkeim Helicobacter pylori zusammen. Es ist daher nur schwer beeinflussbar.

Jedenfalls sind Hormone beteiligt, die den Zuckerstoffwechsel steuern. Starke Blutzuckerschwankungen zwischen den Mahlzeiten (wenn zu viel Süßes gegessen wird) und ein niedriger Blutzuckerspiegel am Morgen begünstigen Übelkeit und Erbrechen.
Manchmal hilft es deshalb, schon vor dem Aufstehen im Bett schluckweise eine Tasse kalten oder warmen (Kamillen)tee oder Milch zu trinken bzw. zu löffeln und dazu (langsam und inten-

siv kauend) eine Kleinigkeit zu essen. Es kann dies ein Stückchen Zwieback, etwas Brot, ein Müsliriegel oder eine Banane sein.

Stehen Sie erst eine halbe Stunde danach auf. Bewegen Sie sich langsam und vermeiden Sie ruckartige Bewegungen.

Versuchen Sie stressende Situationen zu umgehen, da auch Stress – nicht nur morgens – Übelkeit auslösen kann.

Verteilen Sie die Mahlzeiten über den Tag im Abstand von 2-3 Stunden und nehmen Sie eher kleine Mahlzeiten zu sich.

Lassen Sie das Frühstück möglichst nicht aus. Wenn Ihnen nicht danach zu Mute ist zu essen, trinken Sie ein Glas mit verdünntem Fruchtsaft oder einen Becher klare, fettarme Suppe. Verzichten Sie bei den Hauptmahlzeiten auf sehr fette Speisen, wie z. B. Wiener Schnitzel oder Fischstäbchen. Ziehen Sie gekochte Speisen dem Gebratenen vor – sie sind leichter verdaulich!

Eine unterstützende Gewürzpflanze, die in kleinen Mengen genossen die Übelkeit lindert, ist Ingwer. Sie können ein Stückchen (max. 5 g) frischen, geschälten und in Scheiben geschnittenen Ingwer in Wasser aufkochen und diesen ☞ Ingwertee morgens vor dem Aufstehen schluckweise trinken. Es gibt auch Ingwertabletten, die gegen Übelkeit eingesetzt werden.

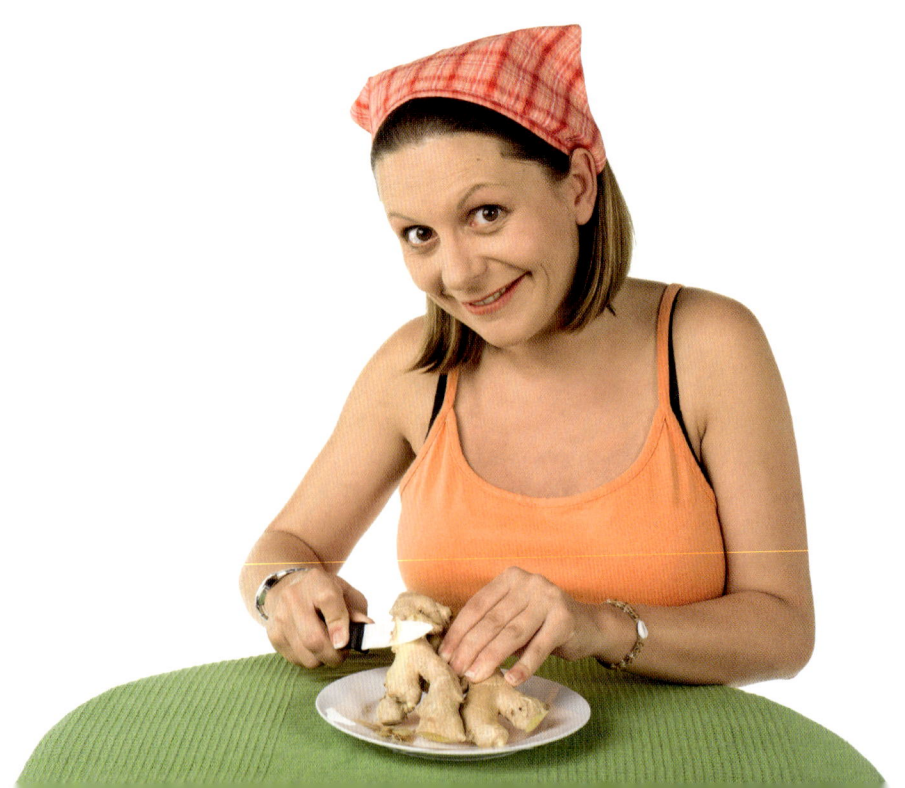

Oder greifen Sie zu einem Stück kandiertem Ingwer. Essen Sie jedoch keine größeren Mengen an ☞ Ingwer, da er abführend wirken und evtl. Wehen auslösen kann! Sprechen Sie mit Ihrer Ärztin darüber.

Eventuell verbirgt sich hinter einer starken Neigung zu Übelkeit und Erbrechen – vor allem, wenn diese Beschwerden mit Schwangerschaftsdepression einhergehen – auch ein Vitamin-B$_{12}$- oder Vitamin-B$_6$-Mangel.

Es kann oft schon lange vor Beginn der Schwangerschaft zu einer Unterversorgung mit ☞ Vitamin B$_6$ kommen. Ernährung mit viel Süßem und Fast food sind ein möglicher Auslöser.

Vitamin B$_6$ ist in Hühner- und Schweinefleisch, Fisch (Lachs, Thunfisch), Algen, Miso, verschiedenen Gemüsesorten (Broccoli, Avocado, Spinat), Kartoffeln, Bananen, Sesam und Vollkornprodukten enthalten. Gegebenenfalls kann eine Nährstoffergänzung mit Vitamin B$_6$ hilfreich sein.

Wenn Sie häufig erbrechen, ist der Salz- und Flüssigkeitsverlust sehr hoch. Diesen müssen Sie ausgleichen! Trinken Sie generell mehr über den Tag verteilt zwischen den Mahlzeiten! Essen Sie eher salzig (z. B. gut gesalzene klare Suppen ohne Fett, Gemüsesuppen). Trinken Sie gegebenenfalls schluckweise diese Elektrolytlösung: In 300 ml Orangensaft und 700 ml abgekochtem Wasser werden 1 EL Zucker und 1 TL Salz aufgelöst.

In der chinesischen Ernährungslehre gilt, in kleinen Mengen verspeist, die ☞ Umeboschipflaume als hilfreiches Mittel.

Sie ist jedenfalls sehr salzig und führt wieder Salz zu, das beim Erbrechen verloren ging.

Ein ☞ Multivitamin-Mineralstoffpräparat kann mithelfen, eine entstehende Unterversorgung an Nährstoffen auszugleichen, wenn Sie aufgrund häufigen Erbrechens wenig Nahrung bei sich behalten. Manchmal allerdings werden Präparate, die ☞ Eisen enthalten, bei Übelkeit schlecht vertragen.

Halten die Beschwerden an, können Sie eventuell bei einem Homöopathen Hilfe suchen. Wenn Sie sich jedoch öfter als 5-mal pro Tag übergeben müssen, kaum noch Nahrung und vor allem keine Flüssigkeit behalten, sollten Sie unbedingt Ihre Ärztin aufsuchen. „Unstillbares Schwangerschaftserbrechen" kann Mutter und Kind ernsthaft gefährden!

... Venenbeschwerden?

Eine Schwangerschaft erhöht meist auch das Risiko, Krampfadern oder Besenreißer zu entwickeln.

Hier ein paar Tipps, was Sie vorbeugend bzw. beim Auftreten solcher Gefäßveränderungen von Seiten der Ernährung tun können (Fragen Sie bezüglich Cremen Ihre Ärztin):

Verwenden Sie beim Kochen weder Schmalz noch Butter, sondern nur hochwertige Pflanzenöle (Rapsöl, Olivenöl, Weizenkeimöl).
Diese schützen vor Ablagerungen in Gefäßwänden und beugen Venenentzündungen vor.
Zur Stärkung der Zellwände sollten Sie ausreichend Vitamin-C-reiches Frischobst (z. B. Orangen, Kiwis) und Gemüse (z. B. Paprika) essen. Auch Erdäpfel (Kartoffeln) enthalten Vitamin C.

Achten Sie auf regelmäßige Bewegung und nehmen Sie nicht zu viel an Gewicht zu, das würde die Venen zusätzlich belasten.

... Sodbrennen?

Im 3. Trimenon leiden viele Schwangere unter Sodbrennen, wobei der saure Magensaft in die empfindliche Speiseröhre zurückfließt. Saures Aufstoßen, Brennen in der Magengegend bzw. der Speiseröhre und ein Druckgefühl hinter dem Brustbein sind typische Zeichen.
Die hormonelle Umstellung vor der Geburt kann zu einer Lockerung des Muskels führen, der normalerweise einen Rückfluss des Speisebreis aus dem Magen in die Speiseröhre verhindert.

Außerdem drückt das wachsende Baby mehr und mehr auf den Magen. Vor allem bei einer ☞ Mehrlingsschwangerschaft kann dies der Fall sein.

Meist ist das Sodbrennen harmlos und vergeht nach der Geburt wieder.
Treten sowohl sehr häufiges Sodbrennen wie auch Schmerzen beim Schlucken auf, sollten Sie Ihre Ärztin aufsuchen. Der saure Magensaft kann nämlich eine Entzündung der Speiseröhre hervorrufen.

Oftmals helfen bereits ein paar Ernährungs- und Verhaltenstipps, um die Beschwerden zu mildern:

• Essen Sie sehr viele (6-8), aber kleine Mahlzeiten! Vermeiden Sie vor allem abends zu spätes Essen!
Essen Sie nicht direkt vor dem Schlafengehen. Lassen Sie 2-3 Stunden dazwischen verstreichen, damit es nicht zu Sodbrennen kommt.

• Essen Sie langsam und kauen Sie gründlich!

• Verzichten Sie auf sehr fette Lebensmittel (Wurst, fetten Käse, Schokolade, Torten) – sie liegen länger im Magen!

• Dämpfen und grillen Sie, statt zu braten oder zu frittieren! Und meiden Sie Schnitzel etc. beim Außerhausverzehr.

• Meiden Sie Süßes, scharfe und auch zu heiße Speisen! Saure Speisen werden unterschiedlich gut vertragen.

- Vermeiden Sie Getränke, die Sodbrennen fördern, wie Kaffee, Orangensaft, Grapefruitsaft und sauren Früchtetee!

- Würzen Sie nicht übermäßig!

- Verzichten sollten Sie auch auf kohlensäurehaltige Mineralwässer oder Limonaden, da die Kohlensäure zusätzlichen Druck im Magen auslöst!

- Auch eiskalte Getränke können Sodbrennen verstärken.

- Gleiches gilt für alkoholische Getränke und Kakao!

- Trinken Sie Leitungswasser oder stilles Mineralwasser bzw. verdünnten Apfelsaft!

- Ein Glas Karottensaft oder eine Tasse Fencheltee kann im Akutfall harmonisierend wirken.

- Manchmal hilft auch Pfefferminztee. Trinken Sie ihn schluckweise vor dem Aufstehen! (Nicht in der ☞ Stillzeit verwenden! Lesen Sie dazu „Essen und Trinken in der Stillzeit"!)

- Kalte Milch oder pflanzliche Lebensmittel wie Kartoffeln, Gemüse, Vollkornprodukte, Haferflocken und Nüsse neutralisieren die Magensäure und lindern Sodbrennen.
Im Akutfall können Sie ein paar Mandeln oder Nüsse bzw. eine Scheibe Knäckebrot oder Zwieback ganz lange kauend essen.

- Erfahrungsgemäß helfen etwas mittelscharfer Senf und kleine Mengen der salzigen ☞ Umeboschipflaume, die in Chinaläden erhältlich ist.

- Wenn Sie Sodbrennen haben, sollten Sie sich nach dem Essen nicht hinlegen, um den Rückfluss des Mageninhalts in die Speiseröhre zu vermeiden. Wollen Sie trotzdem einen Mittagsschlaf einlegen, dann ruhen Sie lieber mit aufgerichtetem Oberkörper. Legen Sie den Kopf auf einen Polster. Er sollte höher als der Magen liegen.

- Vermeiden Sie einengende Kleidung und Tätigkeiten, bei denen Sie sich bücken oder den Bauch sehr anspannen müssen.

Treten die Symptome immer dann auf, wenn Sie Eisen-Supplemente einnehmen, dann sollten Sie mit Ihrer Ärztin sprechen.

... Völlegefühl und Blähungen?

In der Schwangerschaft können Völlegefühl und Blähungen auftreten – vor allem gegen Ende zu. Häufige kleine Mahlzeiten beugen dem Völlegefühl vor.

Blähungen treten besonders nach dem Genuss von Hülsenfrüchten sowie von Kohl- und Laucharten, z. B. Zwiebeln, auf. Manchmal wird auch Paprika nicht vertragen. Frisches Brot und Gebäck können ebenfalls Blähungen auslösen.

Manche Personen reagieren auf Vollkornbrot mit Blähungen – vor allem abends.
Auch Limonaden und kohlensäurereiche Mineralwässer können Blähungen verursachen.

Im Akutfall helfen Kümmel- oder Fencheltee oder das Kauen von Kümmel oder Fenchelsamen, Krämpfe zu lösen. Sie können blähende Speisen auch vorbeugend mit Kümmel würzen.

... Verstopfung und Hämorrhoiden?

Gegen Ende der Schwangerschaft kann es hormonell bedingt zu häufiger Verstopfung kommen.
Das Hormon Progesteron entspannt die Muskulatur des Darmes und verringert so die Darmaktivität.

Außerdem drückt das wachsende Kind auf die Außenwände des Darms und behindert so die Darmbewegung.
Darüber hinaus können Eisen-Supplemente leicht stopfend wirken.

Hämorrhoiden (krampfaderähnliche Veränderungen am unteren Ende des Darmes) können als Folge der verstärkten Durchblutung während der Schwangerschaft und durch den Druck des harten Stuhls auftreten.

Wenn Sie unter Verstopfung bzw. Hämorrhoiden leiden, sollten Sie die folgenden Punkte berücksichtigen.

• Essen Sie ballaststoffreich! Ballaststoffe führen zu einem höheren Stuhlvolumen, somit kann der Stuhl besser im Darm transportiert werden. Wählen Sie möglichst Vollkornprodukte – gekochte Getreidebreie oder Müsliflocken zum Frühstück, Vollkornbeilagen zum Mittagessen, Vollkornbrot abends, viel frisches Obst und Gemüse.

• Lassen Sie Müsli immer ausreichend quellen bzw. kochen Sie die Flocken kurz auf, damit sie gut quellen können. Ein warmes Frühstück tut dem Magen gut und unterstützt laut chinesischer Ernährungslehre Ihre Lebensenergie.

• Ballaststoffreiche Ernährung braucht ausreichende Flüssigkeitszufuhr. Achten Sie darauf, etwa 2 l pro Tag zu trinken! Vermeiden Sie jedoch Schwarztee und Kakao. Essen Sie vermehrt Suppen und Eintöpfe.

• Verwenden Sie eingeweichtes Dörrobst. Lassen Sie Dörrzwetschken, getrocknete Feigen und ungeschwefelte getrocknete Marillen (Aprikosen) 2-3 Stunden in kaltem Wasser quellen und essen Sie diese zum Frühstück. Oder knabbern Sie Dörrobst als Zwischenmahlzeit und trinken Sie ausreichend dazu.

• Verwenden Sie im Müsli ganzen oder geschroteten Leinsamen, den Sie mitquellen lassen oder mitkochen. Auch gequollene Weizenkleie regt die Verdauung an. Reicht das nicht, so fragen Sie in Ihrer Apotheke nach Flohsamen. Auch diese müssen mit reichlich Flüssigkeit eingenommen werden.

• Vermeiden Sie stopfende Lebensmittel wie Bananen, Schokolade oder weißen Reis und große Mengen an Süßigkeiten. Greifen Sie stattdessen beim Obst zu stuhlauflockernder Birne oder zu Apfelmus.
Auch Lebensmittel, die Blähungen hervorrufen, verschlimmern die Situation (Kapitel ☞ „Was soll ich essen bei Völlegefühl und Blähungen").

• Bevorzugen Sie Lebensmittel mit Milchsäurebakterien, denn diese unterstützen die Verdauung. Eingesäuertes Gemüse, Sauerkraut und Sauerkrautsaft sind genauso hilfreich wie Joghurt, Kefir und Buttermilch. Sauermilchprodukte lassen sich auch leicht selber herstellen (☞ „Joghurt, Käse, Rahm und Co", Literaturverzeichnis).

• Hilfreich sind auch Kartoffeln und alle Milchprodukte, da sie viel Magnesium enthalten, welches den Stuhl weicher macht.

• Abführmittel sind in der Schwangerschaft tabu, weil dadurch Wehen ausgelöst werden können. Jedoch können bis zu 3 EL Milchzucker, der leicht abführend wirkt, in Joghurt, Müsli oder Kompott gegeben werden.
Greifen Sie evtl. statt zu isoliertem Milchzucker zu Molkegetränken, die ihn natürlicherweise enthalten.

• Bewegung unterstützt die Darmtätigkeit. Beugen Sie den Oberkörper öfter einmal seitlich oder machen Sie sanfte Rumpfdrehungen.
Auch Walken und Schwimmen sind bestens geeignet, die Darmtätigkeit anzuregen.

... Wadenkrämpfen?

Achten Sie auf eine calcium- und magnesiumreiche Ernährung, da eine Unterversorgung an diesen wichtigen Mineralstoffen die Ursache für Krämpfe sein kann. Magnesiummangel kann auch vorzeitige Wehen auslösen.

Bananen, Kartoffeln, Milch und Milchprodukte sowie frische Kräuter enthalten viel Magnesium.
Gegebenenfalls kann auch ein Magnesiumpräparat helfen. Sprechen Sie mit Ihrer Ärztin.

... Ödemen?

Ab der Mitte der Schwangerschaft kann es infolge der veränderten Hormonlage zu Ödemen (Wasseransammlungen im Gewebe). In der Folge können Schwangerschaftskomplikationen, z. B. ☞ Präeklampsie auftreten.
Während der Schwangerschaft vermehrt und verdünnt sich das Blut. Dadurch erhöht sich die Fließgeschwindigkeit und die Nährstoff- und Sauerstoffversorgung von Mutter und Kind werden verbessert.

Größere Mengen ☞ Lakritze führen vermehrt zu Ödembildung und erhöhtem Blutdruck.

Durch die erhöhte Menge steigt der Bedarf an gelösten Salzen im Blut. Auch Eiweiß spielt eine große Rolle. Denn gemeinsam mit den Salzen verhindert das körpereigene Eiweiß Albumin, dass zu viel Flüssigkeit aus dem Blut in den Zwischenzellraum entweicht und dort zur Wasseransammlung führt.

Im Akutfall kann es bei Wasser in den Beinen hilfreich sein, ein Fußbad mit Salz zu nehmen, wechselweise kalt-warm zu duschen, Venengymnastik zu betreiben, Hände und Füsse in Richtung des Herzens zu massieren und die Beine mehrmals täglich 20-30 Minuten hochzulegen.

Hinsichtlich der Ernährung sind die diesbezüglichen Empfehlungen gerade in einem Wandel begriffen. Früher empfahl man bei Ödemen salzarme Kost. Obst-Reis-Tage, entwässerndes Gemüse (Kartoffel, Topinambur, Sellerie, Kürbis) und entwässernde Tees (Brennnessel) werden zum Teil auch heute noch verordnet. Diese sind jedoch nur kurzfristig wirksam. Heutzutage mehren sich die Zeichen, dass ein anderes Vorgehen sinnvoll ist. Bei Ödemen sollte nicht nur ausreichend gesalzen, sondern auch eiweißreicher (Fleisch, Fisch, Eier, Milch, Hülsenfrüchte) gegessen werden. Fisch scheint aufgrund der ☞ Omega-3-Fettsäuren zusätzlich vorbeugend zu wirken. Generell gilt es, viel zu trinken.

Der Rat, Salz einzuschränken, ist überholt, eine hohe Salzzufuhr aber noch umstritten. Möglicherweise ist sie jedoch im Einzelfall sinnvoll und notwendig.

Laut „ARGE Gestose-Frauen e. V.", einer Selbsthilfegruppe (☞ Adressverzeichnis), wird bei Ödemen – meist individuell angepasst – mehr Salz benötigt: Mit der Nahrung nimmt eine nicht schwangere erwachsene Frau durchschnittlich gut 1 TL Salz pro Tag auf. Bei Gewichtszunahme auf bis zu 75 kg soll der normale Bedarf an Salz 1,5 TL pro Tag (7,5 g) betragen und mit steigendem Gewicht ebenfalls zunehmen. 10 kg zusätzlich bedeuten 1 TL mehr. Es ist noch fraglich, inwieweit das Körpergewicht vor der Schwangerschaft dabei zu berücksichtigen ist. Da die wasserspeichernde Wirkung von Salz nur ca. 4 Stunden anhält, ist es ratsam, die Menge auf Frühstück, Mittag-, Abendessen, Zwischenmahlzeiten und evtl. auf eine Spätmahlzeit zu verteilen.

Eine gute Möglichkeit, salzreiche Kost aufzunehmen, sind klare Suppen. Sie können gelöffelt oder zwischendurch getrunken werden. Auch fettarme, salzige Knabbereien (Salzbrezeln) und Salzstangen sind geeignet.

Wasseransammlungen in Beinen und Armen lassen (laut der Selbsthilfegruppe „ARGE Gestose-Frauen e. V." und vereinzelten Untersuchungen) innerhalb weniger Stunden nach, wenn genügend Salz, Flüssigkeit und Eiweiß aufgenommen werden.

Innerhalb weniger Tage mit genügender Salzaufnahme sollten die Schwangerschaftsödeme ganz verschwunden sein.
Bislang gibt es keine wissenschaftlich haltbaren, groß angelegten Untersuchungen bezüglich höherer Salzmengen bei Ödemen. Ärzte warnen nach momentanem Kenntnisstand meist noch davor, exzessiv zu salzen.

... Präeklampsie?

Unter Präeklampsie, früher auch EPH-Gestose genannt, versteht man eine Schwangerschaftserkrankung, die mit drei Symptomen einhergeht.
E steht für das englische Wort für ☞ Ödeme, P für Proteinuria, was vermehrte Eiweißausscheidung im Urin bedeutet, und H für Hypertension – also Bluthochdruck.
Eine Präeklampsie kann die Vorstufe für schwerwiegende Komplikationen sein (Eklampsie, Hellp-Syndrom, wobei es zu Krampfanfällen bzw. Leberstörungen mit Schmerzen im rechten Oberbauch kommt). Sie tritt bei 5 % der Schwangeren ab der 20. Woche auf.

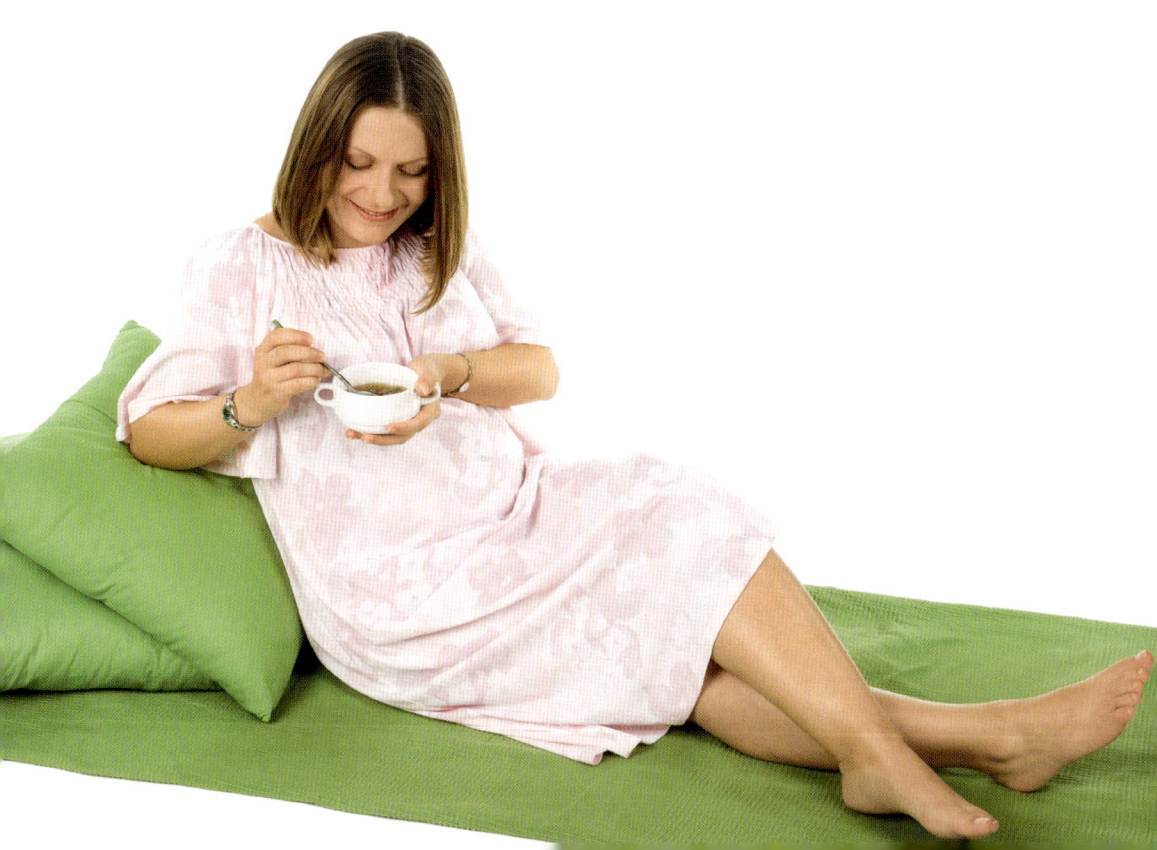

Da diese Komplikationen für das Kind tödlich enden können und auch für die Mutter bedrohlich sind, wird bei ausgeprägten Symptomen rasch gehandelt und die Geburt eingeleitet.

Ein Problem bei Präeklampsie ist, dass viele Frauen kaum Beschwerden haben – vereinzelt sind sogar keine Ödeme vorhanden.
Andere Frauen halten Seh-, Hörstörungen und „Magenschmerzen" nicht für diesbezügliche Symptome.

Eiweißausscheidung im Urin kann mehrere Ursachen haben. Zum Teil ist sie in der Schwangerschaft hormonell bedingt, da die Nierengefäße durchlässiger werden und so kleinere Eiweißbausteine entweichen können.
Diese Mengen sind kein Grund zur Sorge. Auch bei Harnwegsinfekten oder Grippe kann es vermehrt zu Eiweiß im Urin kommen. Der Körper versucht, die Krankheitserreger mithilfe von weißen Blutkörperchen zu bekämpfen und scheidet diese über die Niere aus.
Eine weitere Ursache für Eiweißausscheidung im Urin und Bluthochdruck in der Schwangerschaft soll laut Präeklampsie Verein (☞ Adressverzeichnis) Salzmangel sein.

Der Präeklampsie Verein Österreich empfiehlt, bei Präeklampsie viel zu salzen, um die Symptome in den Griff zu bekommen, und den hohen Salzkonsum bis zum Ende der Schwangerschaft fortzusetzen – auch wenn die Symptome abgeklungen sind.
Obwohl Erfahrungswerte vorhanden sind, fehlen konkrete Empfehlungen von Institutionen.

Bislang konnten wissenschaftliche Untersuchungen zeigen, dass Präeklampsie familiär gehäuft auftritt und daher die Veranlagung vererbbar sein dürfte. Veränderungen des Immunsystems könnten ebenfalls eine Rolle spielen.
Manches spricht auch dafür, dass es sich um eine Erkrankung der ☞ Placenta handelt.

Zusammenfassend gilt, dass Salz nicht eingeschränkt und vermehrt Flüssigkeit (ca. 2-3 l pro Tag) aufgenommen werden soll.
Untersuchungen sprechen auch für eine Vitamin-C- und Vitamin-E-reiche Kost (Obst, Gemüse, Nüsse, Öle).

Eventuell können auch Unterversorgungen mit ☞ Omega-3-Fettsäuren,

☞ Selen (Zufuhr z. B. in Form von Kokosflocken), ☞ Zink, ☞ Calcium oder ☞ Magnesium zugrunde liegen.

... Schwangerschaftsdiabetes?

Wurden bei Ihnen anlässlich einer Vorsorgeuntersuchung zu hohe Blutzuckerwerte festgestellt und Schwangerschaftsdiabetes diagnostiziert? Diese Schwangerschaftskomplikation, auch Gestationsdiabetes genannt, verschwindet meistens nach der Geburt wieder von selbst.

Es besteht jedoch bei Schwangerschaftsdiabetes ein erhöhtes Risiko, für Bluthochdruck, Harnwegsinfekte, Präeklampsie und andere Komplikationen. Außerdem kann es sein, dass Schwangerschaftsdiabetes bei einer weiteren Schwangerschaft wieder auftritt bzw. die Mutter in Folge Diabetes entwickeln kann.

Ab der 24. Schwangerschaftswoche steigt der Insulinbedarf stetig an. Daher tritt Schwangerschaftsdiabetes meist in der 24. bis 28. Schwangerschaftswoche auf.

In dieser Zeit sollte ein Belastungstest mit Zuckerlösung durchgeführt werden. Meist wird jedoch nur dann ein Test gemacht, wenn bereits ein Verdacht besteht, weil beispielsweise vermehrt Fruchtwasser gebildet wird oder das Kind zu groß für die Schwangerschaftswoche ist.

Wie kommt es zu Diabetes?

Um Zucker aus dem Blut in die Zellen zu transportieren, wird das Hormon Insulin benötigt. In der Schwangerschaft steigt durch den erhöhten Stoffwechsel der Bedarf an Insulin. Übergewicht, Bewegungsmangel und eine zuckerreiche Ernährung erhöhen den Bedarf an Insulin zusätzlich.

Den Test führt Ihre Hausärztin (oder Ihr Labor) mit einer Zuckerlösung aus Traubenzucker durch.
Ein erhöhter Blutzuckerspiegel der Mutter führt auch beim Kind zu einem Blutzuckeranstieg, den es durch vermehrte Insulinproduktion abzufangen versucht.
Eine erhöhte Insulinproduktion kurbelt häufig das Wachstum des Kindes an, sodass das Baby sehr groß und schwer wird.

Warnzeichen großer Durst!

Kann die Bauchspeicheldrüse nicht ausreichend Insulin produzieren, dann kommt es zu einem Blutzuckeranstieg und infolge davon zu Zuckerausscheidung im Urin sowie zu vermehrtem Durst.

Dies kann seinerseits dazu führen, dass bei der Geburt Komplikationen auftreten und ein Kaiserschnitt nötig wird. Nachfolgend führt die hohe Insulinproduktion beim Kind oft zu Übergewicht und Diabetes im Kindesalter.

In 85 % der Fälle reicht eine Ernährungsanpassung aus, um den Blutzuckerspiegel in der Schwangerschaft im Normalbereich zu halten.

Nur etwa 15 % der Frauen müssen nach Anweisung Ihrer Ärztin bzw. Diaetologin Insulin spritzen und Diät halten.

Der Blutzuckerwert soll regelmäßig selbst kontrolliert und der Gewichtsverlauf eingehalten werden.

Die grundsätzlichen Empfehlungen bei den ☞ Lebensmittelgruppen gelten auch bei Schwangerschaftsdiabetes. Essen Sie reichlich Gemüse, aber bleiben Sie beim Obst bei den vorgegebenen Mengen!

Seien Sie sparsam mit der Fettaufnahme und dämpfen, grillen oder kochen Sie, statt zu braten und zu frittieren.

Bevorzugen Sie Vollkornprodukte und Vollkornbrot. Die darin enthaltene Stärke wird langsamer abgebaut und in Zucker aufgespalten als die von Weißmehlprodukten und weißem Reis. Der Zucker gelangt dadurch langsamer ins Blut und führt zu geringeren Spitzenwerten nach der Mahlzeit.

Essen Sie nicht mehr Beilagen und Brot als empfohlen. Es kann sein, dass Ihre Ärztin eine Beschränkung auf eine gewisse Menge „Broteinheiten" (siehe Kasten) empfiehlt.

Ein Teller an Hülsenfrüchten – täglich genossen – sättigt ebenfalls, liefert viel Eiweiß und muss in die Broteinheiten nicht miteingerechnet werden.

Verteilen Sie die Nahrung – vor allem die stärke- und zuckerhaltigen Speisen (Beilagen, Obst) – auf 6 Mahlzeiten, die dementsprechend kleiner ausfallen sollen.

Dadurch steigt der Zuckerspiegel pro Mahlzeit nicht so stark an. Wichtig ist die Spätmahlzeit abends (z. B. ein Joghurt), damit der Blutzuckerspiegel nachts nicht zu sehr abfällt.

Vermeiden Sie Süßigkeiten und süße Getränke (Limonaden, Obstsaft, Eistee, stark gesüßten Tee oder Kaffee), da diese den Blutzuckerspiegel in die Höhe schnellen lassen.

Ein kleines Stück Kuchen ab und zu kann in einer Diabetesdiät einplant werden – das enthaltene Fett verzögert den Anstieg des Blutzuckerspiegels.
Verzichten Sie jedoch auf Zuckerl (Bonbons), Gummibärchen und Torten. Greifen Sie stattdessen zu Apfelstrudel oder zu nur mit Süßstoff gesüßtem Topfenstrudel.

In üblichen Mengen schaden Süßstoffe wie Saccharin, Acesulfam, Cyclamat, Aspartam, Thaumatin oder Neohesperidin in der Schwangerschaft nach bisherigem Erkenntnisstand nicht.
Studien an Ratten ergaben jedoch den Verdacht, dass Aspartam in größeren Mengen krebsauslösend ist.

Anders verhält es sich mit den so genannten Zuckeraustauschstoffen, den Zuckeralkoholen Sorbit, Mannit, Xylit, Maltit, Laktit oder Isomalt.
Da sie vom Dünndarm nicht vollständig aufgenommen werden, gelangen sie größtenteils unverändert in tiefere Darmabschnitte.

Achtung Zuckeralkohole!

Vereinzelt können Zuckeraustauschstoffe sogar Wehen auslösen.
Wenn Sie zu vorzeitiger Wehentätigkeit neigen, sollten Sie besser ganz darauf verzichten und lieber Süßstoffe verwenden.

Dort können sie nicht nur Wasser binden, sondern führen bei erhöhter Aufnahme zu Blähungen, Durchfall oder Bauchkrämpfen.
Im Handel finden Sie spezielle Diabetikerprodukte, die Süßstoffe beinhalten und in angemessenen Mengen gegessen werden dürfen.

Nicht empfohlen werden bei Gestationsdiabetes Diabetiker-Lebensmittel wie Schokolade, Gebäck, Eis und Kuchen, die als Süßungsmittel oftmals Fruchtzucker oder Zuckeraustauschstoffe enthalten. Wählen Sie stattdessen herkömmliche Produkte in Maßen. Wenn Sie Schwierigkeiten haben, den Blutzuckerspiegel im Normalbereich zu halten, kontaktieren Sie bitte Ihre Ärztin oder eine Diaetologin.
Nehmen Sie gegebenenfalls an einer Diabetikerschulung teil, die oft in Krankenhäusern angeboten werden. Nähere Infos (auch zur Ernährung schwangerer Diabetikerinnen) finden Sie unter www.diabetes.uni-duesseldorf.de.

Interessanterweise dürfte Schwangerschaftsdiabetes auch mit einem Mangel an Vitamin D in Zusammenhang stehen. Ausreichend (indirekte) Sonnenexposition oder Fisch in der Nahrung könnten dem entgegenwirken.

Sportliche Betätigung wirkt sich ebenfalls günstig auf einen bestehenden Schwangerschaftsdiabetes aus, wobei mindestens 30 Minuten 3-mal wöchentlich (z. B. Spazierengehen) angestrebt werden sollen.

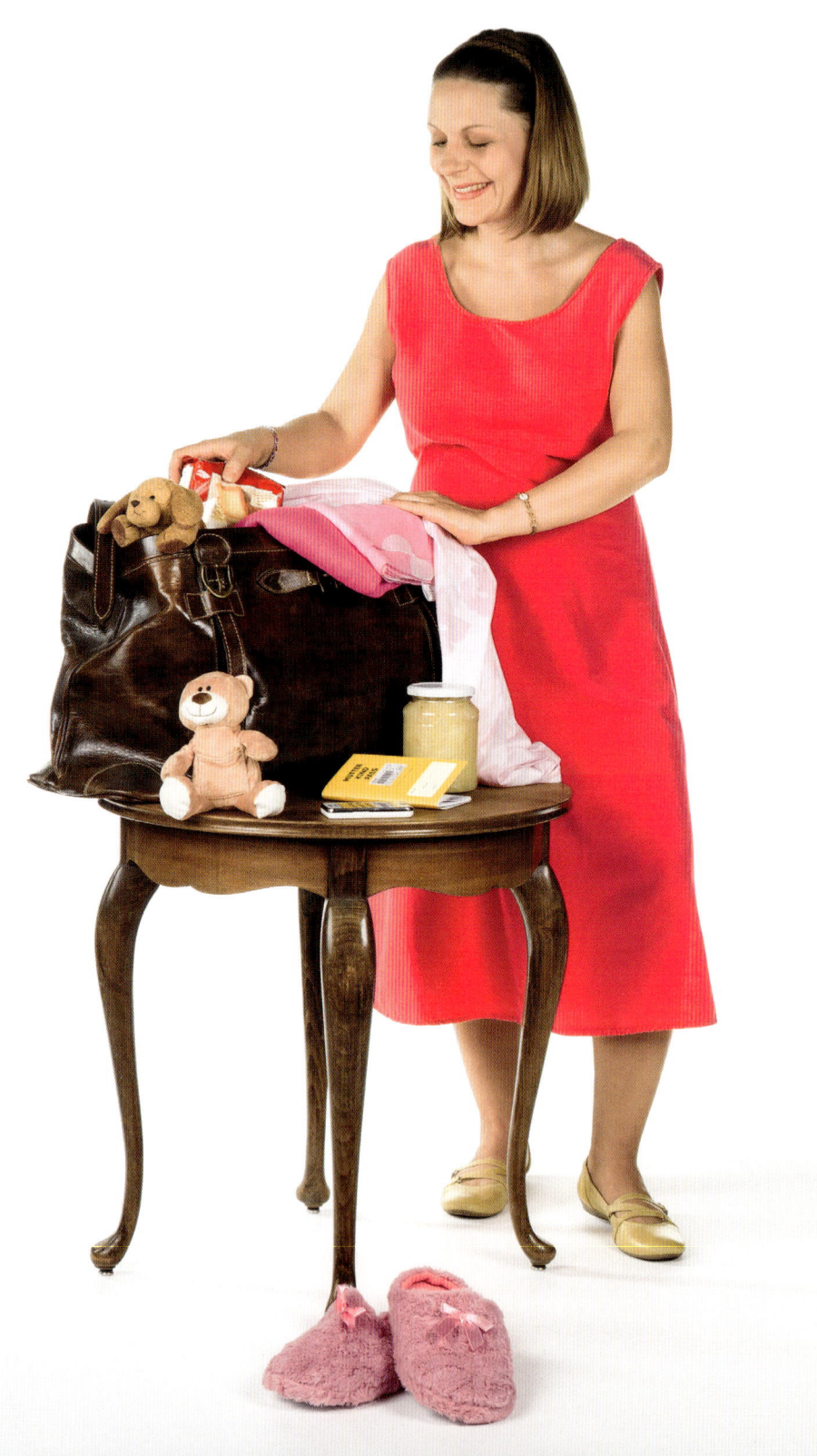

ERNÄHRUNG VOR UND WÄHREND DER GEBURT

Wenn Sie sich auf die Geburt vorbereiten, sollten Sie auch daran denken, dass nach der Geburt vieles komplizierter zu organisieren ist.
Sie brauchen fast die gesamte Zeit für das Kind und werden kaum welche zum Lesen finden.

Idealerweise lesen Sie daher schon im Laufe der letzten Monate vor der Geburt dieses Buch zu Ende und zusätzlich ein gutes Stillbuch.
Es empfiehlt sich auch, das Stillkapitel und evtl. das Kapitel über Flaschenkost aus dem Buch „Essen und Trinken im Säuglingsalter" zu lesen (☞Weiterführende Literatur). Wenn das Baby geboren ist, wissen Sie so schon alles Wesentliche über seine Ernährung.

Suchen Sie sich auch bereits vor der Geburt eine Stillgruppe in Ihrer Nähe und lassen Sie sich dort die verschiedenen Stillpositionen (Wiegehaltung, Rückengriff) zeigen. Informieren Sie sich auch über ☞ Hungerzeichen (Stillzeichen) des Kindes, damit Sie diese sofort erkennen können.

Vorbereitungen der Brust auf das Stillen sind in der Regel keine notwendig. Nähere Informationen geben Ihnen gerne Stillberaterinnen und Hebammen und in der Schweiz Mütter- und Väterberaterinnen, (☞ Adressverz.).

Noch ein Tipp: Sorgen Sie rechtzeitig für Küchenvorräte und einen gefüllten Gefrierschrank. Sie werden nach der Geburt, wenn Sie bzw. Ihr Partner müde sind, dankbar sein, vorgesorgt zu haben. Hier einige Anregungen:

• Kaufen Sie verschiedene Trockenvorräte wie Nudeln, Reis, Couscous, Bulgur, Polenta, Hirse, Grünkern, rote Linsen und andere Beilagen. Lagern Sie Bohnen, Linsen, Fisch und Dosenfrüchte ein und legen Sie eine kleine Reserve an H-Milch an.

• Kochen Sie größere Mengen Ihrer Lieblingsspeisen und frieren Sie sie portionsweise ein. Gut eignen sich dazu (reichhaltige) Suppen, Eintöpfe, Gemüseragout (gut zu Reis oder Couscous), diverse Pastasaucen und Obstmus.
Auch Pizzastücke, fertige Tartestücke oder Tarteteig (Rezept dazu in unserem Buch ☞ „Coole Rezepte für zwischendurch") können tiefgefroren werden. Sugo oder Eintöpfe können Sie auch kochend heiß in dichte Schraubdeckelgläser füllen – haltbar ca. 3 Monate.

• Legen Sie sich einen Vorrat an Tiefkühlgemüse (z. B. Erbsen, Mais, Fisolen, Gemüsemischungen), an Tiefkühlfisch (z. B. Kabeljau, Dorsch,

Seelachs) und an Tiefkühlfrüchten (z. B. Marillen, Beeren, Zwetschken) an. Frieren Sie Brot in Scheiben, verschiedene (Vollkorn)weckerl und Butter ein.

Maßnahmen vor der Geburt

Vor allem im letzten Monat der Schwangerschaft sind ☞ Omega-3-Fettsäuren von großer Bedeutung. Sie spielen bei der Reifung der Augen und des Gehirns eine wichtige Rolle.

Gerade in der Zeit vor der Geburt werden viele Nervenverbindungen gebildet. Spätestens dann ist es sinnvoll, dass Sie 2 Portionen Fisch pro Woche essen und hochwertige Öle (z. B. Rapsöl, Olivenöl) für die Zubereitung von Speisen verwenden.

Außerdem helfen Omega-3-Fettsäuren generell gegen depressive Stimmung – auch nach der Geburt.

Achtung Zink!

Essen Sie täglich 1 EL voll Nüsse. Diese Lebensmittel enthalten viel ☞ Zink.
Zinkmangel verlängert die Geburtsphase und kann zu Überschreitung des Geburtstermins führen. Achten Sie also darauf, dass Sie ausreichend Zink aufnehmen.

Zur Vorbereitung auf die Geburt können Sie eine Woche vor dem errechneten Geburtstermin auch täglich 1 TL geschroteten Leinsamen ins Müsli geben. Außerdem sollten Sie in der Woche vor dem Geburtstermin darauf achten, dass Sie ausreichend Vollkornprodukte und Fleisch zu sich nehmen.

In der Zeit vor der Geburt kann es eher zu ☞ Ödemen kommen. Würzen Sie schmackhaft mit Salz und verwenden Sie frische Kräuter. Vermeiden Sie Chili, Pfefferoni und Paprika, da ein Inhaltsstoff davon im Verdacht steht, die schmerzlindernde Wirkung der Hormone, die vor der Geburt ausgeschüttet werden, herabzusetzen.

Wenn der Geburtstermin überschritten wird, können Sie in Absprache mit Ihrer Hebamme folgende Ernährungsmaßnahmen ergreifen: Setzen Sie ein evtl. verordnetes Magnesiumpräparat ab, da es eher wehenhemmend wirkt.

Stärkung während der Geburt

Ab dem Einsetzen der Wehen galt bis vor einigen Jahren Nahrungskarenz. Durch das Fasten erhoffte man sich eine Magenleerung, damit im Notfall, z. B. wenn bei einem Kaiserschnitt eine Vollnarkose (heute nur mehr selten) notwendig wird, keinerlei Komplikationen auftreten.
Doch in der Praxis ist es illusorisch, auf einen leeren Magen zu hoffen. Der Zeitpunkt des Einsetzens der Wehen

ist nicht vorhersehbar, daher kann es sein, dass die letzte Mahlzeit noch nicht lange zurückliegt.

Während der Geburtswehen haben Frauen in der Regel kein Bedürfnis zu essen, sondern wollen nur trinken. Die intensive Muskelarbeit und der Ausstoß schmerzlindernder Hormone verhindern nämlich das Hungergefühl.

Flüssigkeit hingegen muss auch dann zur Verfügung gestellt werden, wenn kein Durstgefühl aufkommt – notfalls mittels Infusion. Wird ausreichend getrunken, verkürzt sich auch die Geburtsdauer.

Wenn Sie jedoch Hunger haben, die Geburt sich lange hinzieht und noch nicht weit fortgeschritten ist (Wehenabstand noch keine 10 Minuten), ist es sinnvoller, eine Kleinigkeit zu essen (statt Zuckerlösungen intravenös zu bekommen).

Sowohl der Hungerzustand (z. B. bei langen Geburten) als auch der rasche Blutzuckeranstieg bei einer Infusion beeinflussen das Kind negativ. Auch Traubenzuckerstücke sind aufgrund der dadurch ausgelösten Blutzuckerschwankung nicht ideal.

Daher raten viele Ärzte und Hebammen, einfache, leicht verdauliche Speisen und Getränke zu sich zu nehmen. Dazu zählen Suppen – vor allem kräftige Rindsuppe oder Kraftsuppe (Rezept ☞ „Essen und Trinken in der Stillzeit").

Geeignet sind auch isotonische Getränke (säurearmer Fruchtsaft mit stillem Wasser). Möglich sind Kompotte, Banane, Avocado, Toastbrot ohne Butter und Biskotten während langer Geburt.

Keinesfalls geeignet sind sehr fette, deftige Speisen (Wurst, Milchprodukte). Meiden Sie außerdem kohlensäurereiche Getränke und Kaffee, da sie während der Wehentätigkeit Erbrechen auslösen können.

Essen und Trinken in der Geburtstasche

Vor einer Hausgeburt bzw. ambulanten Geburt können Sie vorsorgend Rindsuppe oder Kraftsuppe kochen. Legen Sie Vollkorntoast und Getränke auf Lager. Entbinden Sie im Krankenhaus oder in einer Geburtsklinik, dann werden Sie ohnehin eine Tasche für die Zeit dort vorbereiten.

Geben Sie Zwieback, Biskotten oder trockene Kekse in die Geburtstasche! Warme Getränke in einer Thermoskanne und Apfelmus sind ebenfalls sinnvoll. Nehmen Sie auch evtl. benötigtes Besteck (Löffel) mit – es ist im Geburtszimmer in der Regel nicht vorhanden.

Denken Sie beim Packen der Tasche auch an die Verpflegung des werdenden Vaters (z. B. Müsliriegel), wenn er bei der Geburt dabei ist, damit es nicht zu Ungeduld und Erschöpfung kommt.

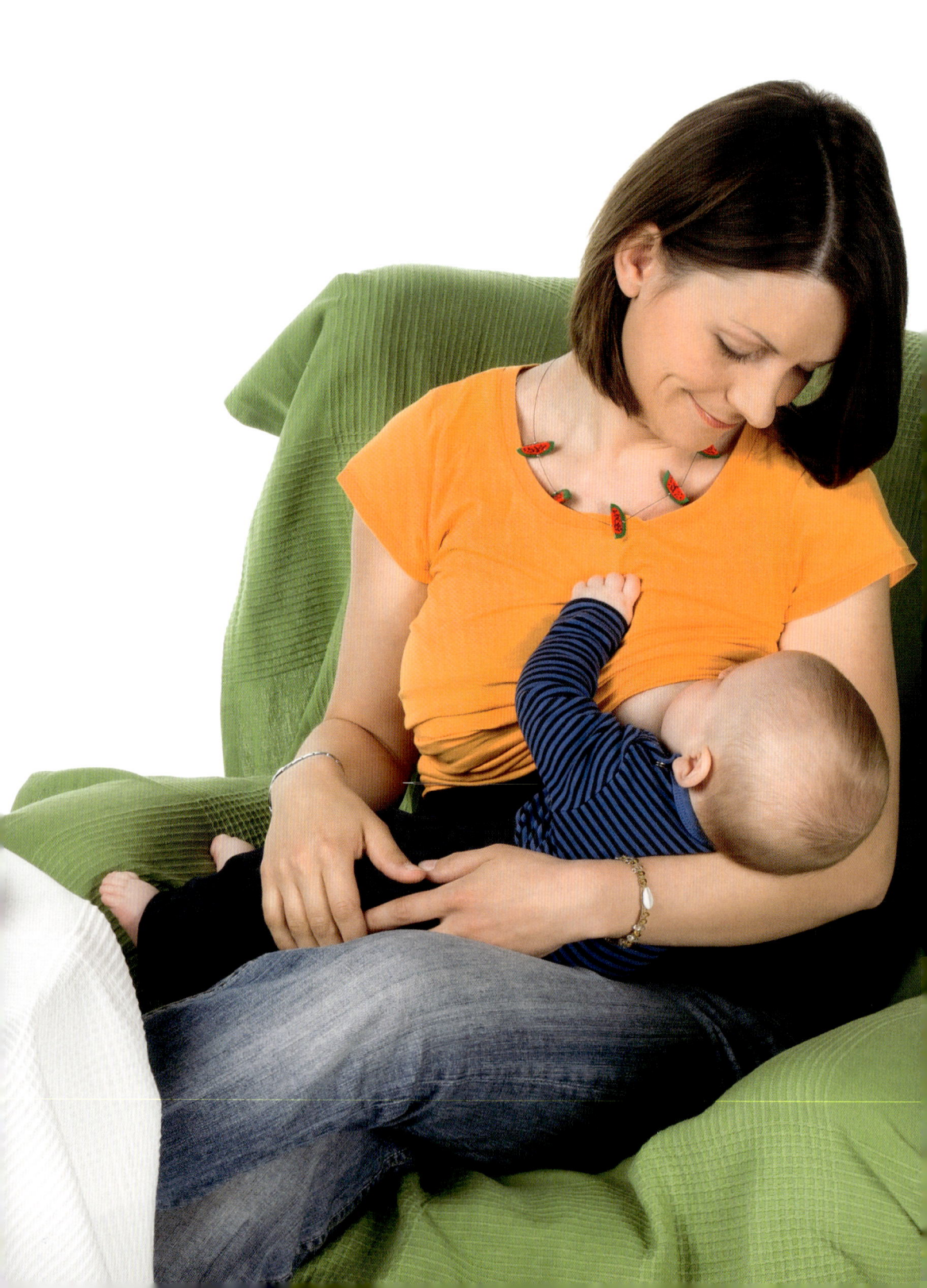

AUSBLICK INS 1. LEBENSJAHR

Wenn Ihr erstes Kind das Licht der Welt erblickt hat, ist die Freude groß! Doch vieles will erst vertraut gemacht werden und gelernt sein.

Die neue Rolle als Mutter oder Vater birgt viel Unvorhergesehenes, viel Erstaunliches, aber auch viel Herausforderndes.
Ich habe dies einmal in einem Gedicht zusammengefasst, das auch in der Hörprobe (Gedichte-Hörbuch auf unserer Webpage) von mir gelesen nachzuhören ist, und möchte es Ihnen hiermit mit auf den Weg ins 1. Lebensjahr Ihres Kindes geben:

Geboren

Hast Du mich geboren, Kind,
für Dich da zu sein?

Hast Du mich geboren, Kind,
zu schlafloser Nacht?

Hast Du mich geboren, Kind,
zu wonnigen Augenblicken?

Hast du mich geboren, Kind,
zu meiner Hilflosigkeit?

Hast Du mich geboren, Kind,
zur Stärke einer Löwin?

Hast DU MICH geboren, Kind,
zu Deiner Mutter?

Da es in der Zeit nach der Geburt meist turbulent zugeht und wenig Gelegenheit bleibt, sich umfassend zu informieren, empfiehlt es sich, schon während der Schwangerschaft das Buch „Essen und Trinken im 1. Lebensjahr" zu lesen.

Darin werden viele Argumente für das Stillen angeführt, aber auch diejenigen Situationen aufgelistet, in denen Stillen nicht möglich ist.
Letztendlich bleibt es jedenfalls Ihre Entscheidung als Mutter, ob Sie sich für das Stillen – die optimale Ernährung Ihres Kindes – oder für Flaschenkost den Ersatz entscheiden.
Der richtigen Entscheidung und gegebenenfalls Auswahl an Flaschennahrungen aus dem Angebot im Supermarkt bzw. in der Apotheke ist das 2. Kapitel des obigen Buches gewidmet.
Der 3. Teil beschäftigt sich schon mit Beikost und dem, was auf dem Etikett von Gläschen steht. Er macht deutlich, dass bestimmte, individuelle Signale Ihres Kindes den persönlichen Beginn der Beikost anzeigen.
Monat für Monat beschreibt er die Zusammenstellung der Nahrung und gibt mit 3 Beikostplänen Beispiele wie es bei früher, später oder vegetarischer Ernährung gemacht werden kann.

KURZES DANKESWORT

Allen vorab danke ich meiner Familie, meinen Eltern und Geschwistern und allen Freundinnen und Freunden, die mich im Laufe der letzten 20 Jahre unterstützt und begleitet haben. Danke Euch von ganzem Herzen.

Dieses Buch wäre nicht entstanden ohne die Mithilfe von Fr. Mag. Elisabeth Illnar, Frau Gerlinde Antolkovich, Frau Ursula Eisenhardt, Frau Mag. Cornelia Krisper, Karl Grabherr und Andrea Jungwirth und vielen helfenden Händen. Ihnen allen möchte ich meinen Dank ausdrücken.

Als Model stand uns in diesem Buch Franziska zur Verfügung. Danke Dir für Deine Spontanität und für die lustigen Augenblicke beim Fotoshooting. Ich hoffe, Dir und allen interessierten Schwangeren hat dieses Buch viel gebracht.

Ingeborg Hanrieder

ABKÜRZUNGEN

ADHD	Aufmerksamkeitsdefizit/Hyperaktivitätsstörung
BMI	Body Mass Index
ca.	circa
e. V.	eingetragener Verein
evtl.	eventuell
IBCLC	International Board of Certified Lactation Consultant
max.	maximal
µg	Mikrogramm (0,001 mg)
mg	Milligramm (0,001 g)
mind.	mindestens
TCM	Traditionell Chinesische Medizin
u. a.	unter anderem
v. a.	vor allem

WEITERFÜHRENDE LITERATUR

Säuglingsernährung

„Gläschen-Übersicht"
(1. Auflage 3/2013) Ingeborg Hanreich
Verlag I. Hanreich 2013
ISBN 978-3-901518-21-8
€ 4,90 (D, A) / CHF 8,50 UVP

„Rezepte und Tipps
für Babys Beikost" (8. Auflage)
Ingeborg Hanreich und Britta Macho
Verlag I. Hanreich 2014
ISBN 978-3-901518-31-7
€ 19,90 (D, A) / CHF 34,60 UVP

Kinderernährung

„Essen und Trinken im Kleinkindalter"
(6. Auflage) Ingeborg Hanreich
Verlag I. Hanreich 2014
ISBN 978-3-901518-09-6
€ 19,90 (D, A) / CHF 34,60 UVP

„Pfiffige Rezepte für
kleine und große Leute" (4. Auflage)
Ingeborg Hanreich und Britta Macho
Verlag I. Hanreich 2011
ISBN 978-3-901518-13-3
€ 19,90 (D, A) / CHF 28,90 UVP

„Coole Rezepte für zwischendurch"
(2. Auflage) Ingeborg Hanreich
und Britta Macho
Verlag I. Hanreich 2011
ISBN 978-3-901518-14-0
€ 19,90 (D, A) / CHF 28,90 UVP

Stillen & Stillprobleme

„Essen und Trinken in der Stillzeit"
(1. Auflage 4/2014) Ingeborg Hanreich
Verlag I. Hanreich 2014
ISBN 978-3-901518-23-2
€ 4,90 (D, A) / CHF 8,50 UVP

„Stillen"
(5. Auflage) Márta Guóth-Gumberger
und Elizabeth Hormann, GU 2008
ISBN 978-3-8338-0405-2
€ 12,90 (D) / € 13,30 (A) / CHF 23,90 UVP

„Das Handbuch
für die stillende Mutter"
(3. Auflage) Hanna Neuenschwandner
La Leche Liga Schweiz Verlag 2004
ISBN 978-3-906675-02-2
€ 16,90 (D) / € 17,50 (A) / CHF 24,– UVP

Lebensmittelzubereitung

„Joghurt, Käse, Rahm & Co – Gesundes
aus Milch selbst gemacht"
Lotte Hanreich und Ingeborg Hanreich
Leopold Stocker Verlag 2010
ISBN 978-3-7020-1264-9
€ 14,95, CHF 27,50 UVP

„Käsen leicht gemacht –
120 Rezepte"
Lotte Hanreich
Leopold Stocker Verlag 2. Auflage 2010
ISBN 978-3-7020-1164-2
€ 19,90, CHF 35,90 UVP

ADRESSVERZEICHNIS

Babymassage

Deutschland
Deutsche Gesellschaft für Baby- und Kindermassage e. V. (DGBM e. V.)
Offenburg
Tel.: (+49 781) 970 28 22
Internet: www.dgbm.de

Schweiz
Schweizerischer Verband für Baby Massage (IAIM)
Biel
Tel.: (+41 32) 342 07 07
Internet: www.iaim.ch

Italien
Associazione Italiana Massaggio Infantile (AIMI), Bologna
Tel. & Fax: (+39 51) 39 73 94
Internet: www.aimionline.it

Beratung & Buchbestellungen Verlag I. Hanreich

Verlag • Beratung • Information
Mag. Ingeborg Hanreich
Esterhazygasse 7/2, A-1060 Wien
Tel.: (+43 1) 504 28 29-1
Fax: (+43 1) 504 28 29-4
E-Mail: bestellung@hanreich-verlag.at
Internet: www.hanreich-verlag.at

Vereine, Verbände und Selbsthilfegruppen

Biologische Lebensmittel – Information (z. B. Saisonkalender) und Anbieter

Deutschland
Bioland e. V.
Mainz
Tel.: (+49 6131) 239 79-0
Internet: www.bioland.de

Weitere Informationen unter:
www.naturkost.de und
www.was-wir-essen.de

Österreich
Bundesministerium für Land-
und Forstwirtschaft, Umwelt und
Wasserwirtschaft (BMLFUW)
Wien
Tel.: (+43 1) 711 00-0
Internet: bmlfuw.gv.at/land/bio-lw

Verband österreichischer
Umweltberatungsstellen
Wien
Service-Tel. Wien: (+43 1) 803 32 32
Internet: www.umweltberatung.at

Weitere Informationen unter:
www.bioinfo.at

Schweiz
Bio Suisse
Basel
Tel.: (+41 61) 204 66 66
Internet: www.bio-suisse.ch

Verein bionetz.ch
Langenthal
Tel.: (+41 62) 965 39 70
Internet: www.bionetz.ch

Weitere Informationen unter:
www.coop.ch

Südtirol
Bioland Verband Südtirol
Terlan
Tel.: (+39 471) 25 69 77
Internet: www.bioland-suedtirol.it

Diabetes

Deutschland
Deutsche Diabetes-Gesellschaft e. V.
Bochum
Tel.: (+49 234) 978 89-0
Internet: www.deutsche-diabetes-gesellschaft.de

Deutscher Diabetiker Bund e. V.
Kassel
Tel.: (+49 561) 70 34 77-0
Internet: www.diabetikerbund.de

Weiter Informationen über Diabetes erhalten Sie unter:

www.diabetes-forum.de
www.diabetes-news.de
www.diabetes.uni-duesseldorf.de
www.diabsite.de

Österreich
Diabetes Austria - Initiative Soforthilfe für Menschen mit Diabetes, Wien
Tel.: (+43 1) 470 53 86
Internet: www.diabetes-austria.com
Österreichische Diabetes Gesellschaft (ÖDG), Wien
Tel.: (+43 650) 770 33 78
Internet: www.oedg.org

Österreichische Diabetiker Vereinigung (ÖDV), Salzburg
Tel.: (+43 662) 82 77 22

Landessektion Wien
Tel.: (+43 1) 33 23 277
Internet: www.diabetes.or.at

Schweiz
Schweizerische Diabetes-Gesellschaft (SDG ASD), Baden
Tel.: (+41 56) 200 17 90
Internet: www.diabetesgesellschaft.ch

Ernährungsinformationen für Mutter und Kind

Deutschland
aid infodienst – Ernährung, Landwirtschaft, Verbraucherschutz e. V. (aid)
Bonn
Tel.: (+49 228) 84 99-0
Internet: www.aid.de

Bundeszentrale für
gesundheitliche Aufklärung (BZgA)
Köln
Tel.: (+49 221) 89 92-0
Internet: www.kindergesundheit-info.de

Deutsche Gesellschaft
für Ernährung e. V. (DGE)
Bonn
Tel.: (+49 228) 37 76-600
Internet: www.dge.de

Forschungsinstitut für
Kindernährung (FKE)
Dortmund
Tel.: (+49 231) 79 22 10-0
Internet: www.fke-do.de

Verband der Diätassistenten –
Deutscher Bundesverband e. V. (VDD)
Essen
Tel.: (+49 201) 946 85 37-0
Internet: www.vdd.de

Verband der Oecotrophologen e. V.
(VDOE)
Bonn
Tel.: (+49 228) 289 22-0
Internet: www.vdoe.de

Österreich
Verband der Ernährungswissenschafter
Österreich (VEÖ)
Wien
Tel.: (+43 1) 333 39 81
Internet: www.veoe.org

Verband der Diaetologen Österreichs
Wien
Tel.: (+43 1) 602 79 60
www.diaetologen.at

Österreichische Gesellschaft
für Ernährung (ÖGE)
Wien
Tel.: (+43 1) 714 71 93
Internet: www.oege.at

Schweiz
Schweizerische Gesellschaft
für Ernährung (SGE)
Bern
Tel.: (+41 31) 385 00 00
Internet: www.sge-ssn.ch/de

Folsäure

Deutschland
Arbeitskreis Folsäure & Gesundheit
Frankfurt am Main
Tel.: (+49 69) 24 70 69 50,
Internet: www.ak-folsaeure.de

Österreich
www.gesundheit.gv.at

Schweiz
Stiftung Folsäure Offensive Schweiz
(SFO), Zug
Tel.: (+41 41) 74 72 180
www.folsaure.ch

Präeklampsieprävention

Deutschland
ARGE Gestose-Frauen e. V.
Issum
Tel.: (+49 2835) 26 28
Internet: www.gestose-frauen.de

Schweiz
Schaenis
Tel.: (+41 55) 615 28 19
E-Mail: hellp-syndrom-frauen@
bluemail.ch

Österreich
ARGE Gestose-Frauen Österreich
Graz
Tel.: (+43 699) 19 48 62 00
Internet: www.gestose-frauen.at

Präeklampsie Verein Österreich
Wien
Internet: www.hellp4u.org

Schwangerschaft und Geburt

Deutschland
Bund Deutscher Hebammen e. V. (BDH)
Karlsruhe
Tel.: (+49 721) 981 89-0
Internet: www.hebammenverband.de

Bund freiberuflicher Hebammen
Deutschlands e. V. (BfHD)
Frankfurt
Tel.: (+49 69) 79 53 49 71
Internet: www.bfhd.de

Bundesverband der Frauengesund-
heitszentren e. V.
Göttingen
Tel.: (+49 551) 48 70 25
www.frauengesundheitszentren.de

Weitere Informationen unter:
www.babyclub.de
www.geburtskanal.de

Gesellschaft für Geburtsvorbereitung
Familienbildung und Frauengesund-
heit – Bundesverband e. V. (GfG)
Berlin
Tel.: (+49 30) 45 02 69 20
Internet: www.gfg-bv.de

Österreich
Hebammenzentrum –
Verein freier Hebammen
Wien
Tel.: (+43 1) 408 80 22
Internet: www.hebammenzentrum.at

Österreichisches Hebammengremium
(ÖGH)
Wien
Tel.: (+43 1) 597 14 04
Internet: www.hebammen.at

Weitere Informationen unter:
www.eltern-bildung.at
www.elternforum.at

Schweiz

Berufsverband für Gymnastik und Bewegung – Fachgruppe für
Geburtsvorbereitung
Region Nordwest-Schweiz (BGB)
Gebenstorf
Tel.: (+41 56) 223 23 71
Internet: www.birthcare.bgb-schweiz.ch

Doula – Infostelle Schweiz
Feusisberg
Tel.: (+41 844) 78 91 23
Internet: www.doula.ch

Schweizerischer Hebammenverband
Bern
Tel.: (+41 31) 332 63 40
Internet: www.hebamme.ch

Weitere Informationen:
www.geburtsvorbereitung-basel.com

Südtirol

Kollegium der Hebammen der Provinz
Bozen, Bozen
Tel.: (+39 471) 28 06 47
Internet: www.hebammen.bz.it

Stillberatung

Deutschland

Berufsverband Deutscher Laktationsberaterinnen IBCLC e. V.
Laatzen
Tel.: (+49 511) 87 64 98 60
Internet: www.bdl-stillen.de

Deutscher Hebammenverband e. V.
Karlsruhe
Tel.: (+49 721) 981 89-0
Internet: www.hebammenverband.de

Bund freiberuflicher Hebammen
Deutschlands e. V. (BfHD)
Frankfurt am Main
Tel.: (+49 69) 79 53 49 71
Internet: www.bfhd.de

Arbeitsgemeinschaft
Freier Stillgruppen AFS e. V.
Mülheim an der Ruhr
Tel.: (+49 6081) 68 83 399
Internet: www.afs-stillen.de

La Leche Liga Deutschland e. V.
Troisdorf
Tel.: (+49 22 41) 12 32 581
Infoline: (+49 22 41) 123 24 04
Internet: www.lalecheliga.de

Weitere Informationen finden
Sie unter: www.stillkinder.de

Österreich

Verband der Still- und Laktationsberaterinnen Österreichs IBCLC (VSLÖ)
Biedermannsdorf
Tel.: (+43 2236) 723 36
Internet: www.stillen.at

La Leche Liga Österreich (LLL)
Wien
Tel.: (+43 650) 871 2196
Internet: www.lalecheliga.at
Internet: www.hebammen.at

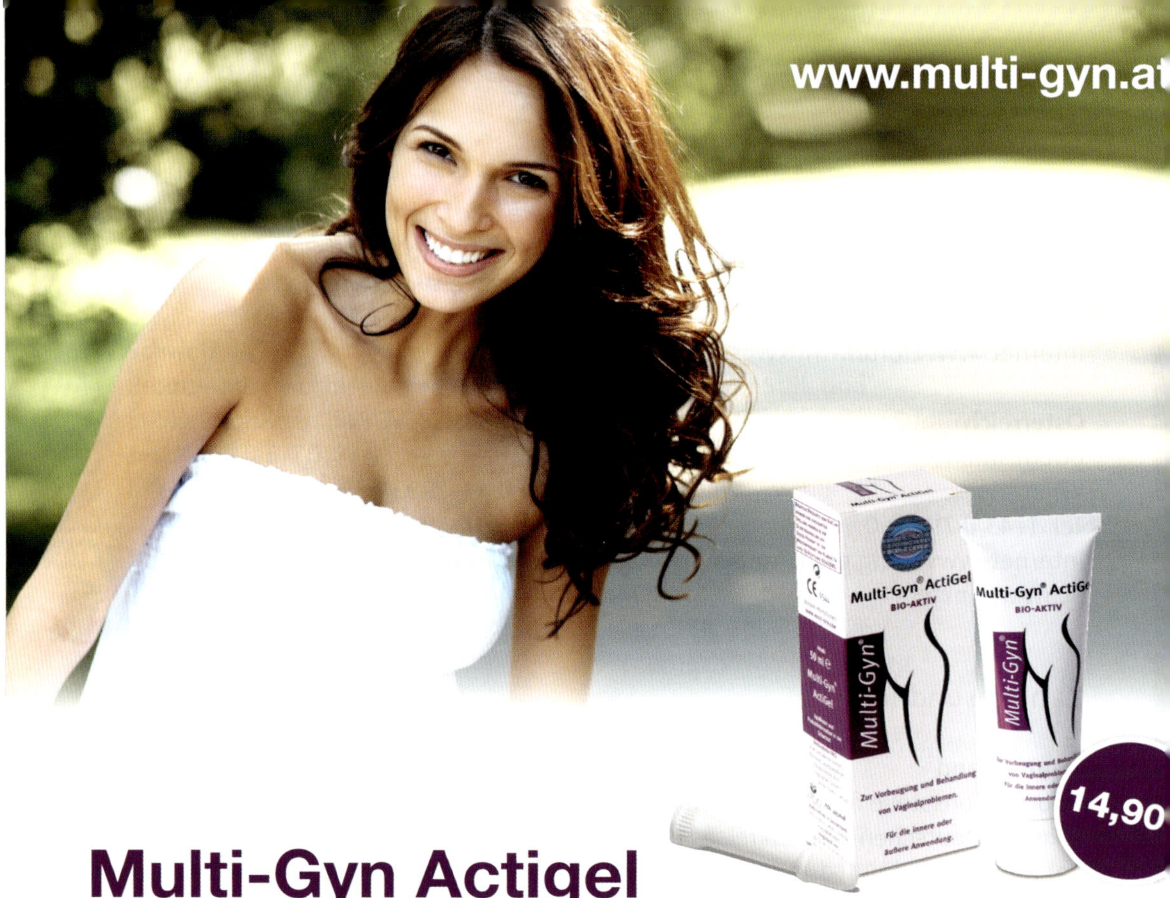

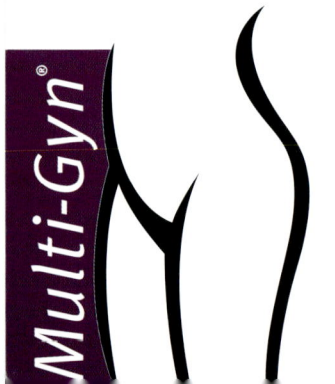

Schweiz
Berufsverband für Gymnastik und Bewegung – Fachgruppe für
Geburtsvorbereitung
Region Nordwest-Schweiz (BGB)
Gebenstorf
Tel.: (+41 56) 223 23 71
Internet: www.birthcare.bgb-schweiz.ch

Doula – Infostelle Schweiz
Feusisberg
Tel.: (+41 844) 78 91 23
Internet: www.doula.ch

Schweizerischer Hebammenverband
Bern
Tel.: (+41 31) 332 63 40
Internet: www.hebamme.ch

Weitere Informationen:
www.geburtsvorbereitung-basel.com

Südtirol
Kollegium der Hebammen der Provinz
Bozen, Bozen
Tel.: (+39 471) 28 06 47
Internet: www.hebammen.bz.it

Stillberatung

Deutschland
Berufsverband Deutscher Laktationsberaterinnen IBCLC e.V.
Laatzen
Tel.: (+49 511) 87 64 98 60
Internet: www.bdl-stillen.de

Deutscher Hebammenverband e.V.
Karlsruhe
Tel.: (+49 721) 981 89-0
Internet: www.hebammenverband.de

Bund freiberuflicher Hebammen
Deutschlands e.V. (BfHD)
Frankfurt am Main
Tel.: (+49 69) 79 53 49 71
Internet: www.bfhd.de

Arbeitsgemeinschaft
Freier Stillgruppen AFS e.V.
Mülheim an der Ruhr
Tel.: (+49 6081) 68 83 399
Internet: www.afs-stillen.de

La Leche Liga Deutschland e.V.
Troisdorf
Tel.: (+49 22 41) 12 32 581
Infoline: (+49 22 41) 123 24 04
Internet: www.lalecheliga.de

Weitere Informationen finden
Sie unter: www.stillkinder.de

Österreich
Verband der Still- und Laktationsberaterinnen Österreichs IBCLC (VSLÖ)
Biedermannsdorf
Tel.: (+43 2236) 723 36
Internet: www.stillen.at

La Leche Liga Österreich (LLL)
Wien
Tel.: (+43 650) 871 2196
Internet: www.lalecheliga.at
Internet: www.hebammen.at

Hebammenzentrum –
Verein freier Hebammen
Wien
Tel.: (+43 1) 408 80 22
Internet: www.hebammenzentrum.at

Schweiz
Berufsverband Schweizerischer
Stillberaterinnen IBCLC (BSS), Bern
Tel.: (+41 41) 671 01 73
Internet: www.stillen.ch/de

Schweizerischer Hebammenverband
Bern
Tel.: (+41 31) 332 63 40
Internet: www.hebamme.ch

La Leche League Schweiz (LLLCH)
Zürich
Tel.: (+41 44) 940 10 12
Internet: www.stillberatung.ch

Schweizerische Stiftung
zur Förderung des Stillens
Bern
Tel.: (+41 31) 381 49 66
Internet: www.allaiter.ch

Schweizerischer Verband
der Mütterberaterinnen (SVM)
Zofingen
Tel.: (+41 62) 511 20 11
Internet: www.sf-mvb.ch

Südtirol
Verband der Still- und
Laktationsberaterinnen Südtirols
IBCLC (VSLS)
Internet: www.stillen.it

La Leche League Italia (LLL)
Milano
Tel.: (+39 199) 43 23 26
Internet: www.lllitalia.org

Kollegium der Hebammen
der Provinz Bozen
Bozen
Tel.: (+39 471) 28 06 47
Internet: www.hebammen.bz.it

Schrei-, Schlaf- und Fütterungsstörungen

Deutschland
Informationen finden Sie unter:
www.schreibaby.de und
www.trostreich.de

Österreich
www.gesundheit.gv.at/Portal.Node/
ghp/public/files/Schreiambulanzen_
in_Oesterreich_adaptiert2013.pdf

Schweiz
Verein Schreibabyhilfe, Stäfa
Tel.: (+41 44) 850 75 23
Internet: www.schreibabyhilfe.ch
Gesellschaft für seelische Gesundheit
in der Frühen Kindheit e. V. (GAIMH)
Zürich
Tel.: (+41 44) 205 52 20
Internet: www.gaimh.de

Trinkwasser

Deutschland

Forum Trinkwasser e. V.
Frankfurt am Main
Tel.: (+49 69) 96 36 52-12
Internet: www.forum-trinkwasser.de

Österreich

Bundesministerium für Gesundheit
Wien
Tel.: (+43 1) 711 00-0
Internet: www.bmg.gv.at/home/
Schwerpunkte

Nähere Informationen:
www.bmlfuw.gv.at/wasser
www.umweltbundesamt.at

Schweiz

Schweizerischer Verein des Gas- und
Wasserfaches (SVGW)
Zürich
Tel.: (+41 44) 288 33 33
Internet: www.svgw.ch

Zahngesundheit

Deutschland

Informationsstelle für Kariesprophy-
laxe des Deutschen Arbeitskreises für
Zahnheilkunde (DAZ)
Frankfurt am Main
Tel.: (+49 69) 24 70-6822
Internet: www.kariesvorbeugung.de

Aktion zahnfreundlich e. V.
Berlin
Tel.: (+49 30) 30 12 78 85
Internet: www.zahnmaennchen.de

Österreich

ÖGK – Österreichische Gesellschaft
für Kinderzahnheilkunde
Salzburg
Tel.: (+43 660) 429 48 29
Internet: www.kinderzahnheilkunde-
online.at

Fonds Gesundes Österreich
Wien
Tel.: (+43 1) 89 50 400
www.fgoe.org/gesundheitsfoerde-
rung/links/zahngesundheit

Schweiz

Aktion Zahnfreundlich
Basel
Tel.: (+41 61) 273 77 05
Internet: www.zahnfreundlich.ch

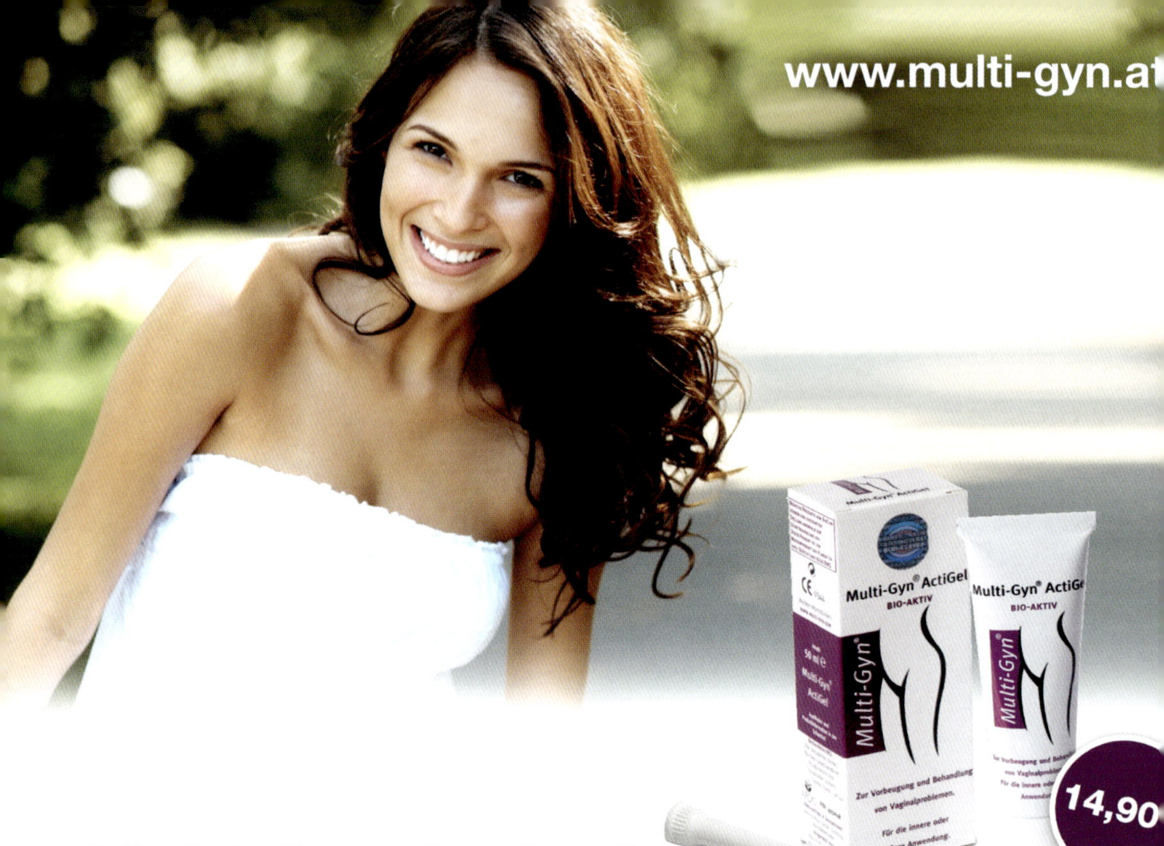

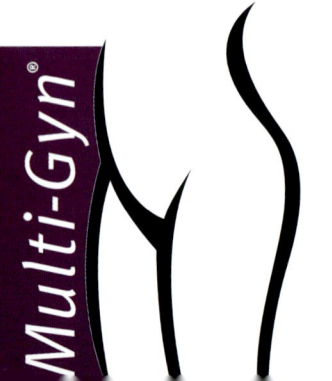

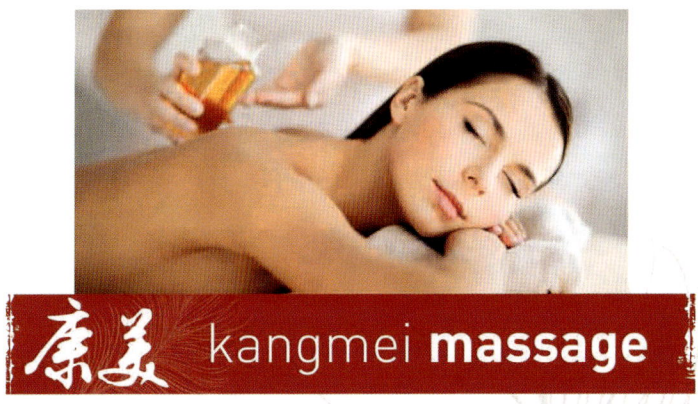
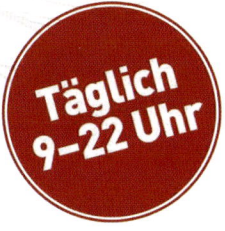

Mit uns liegt Bio in der Familie.

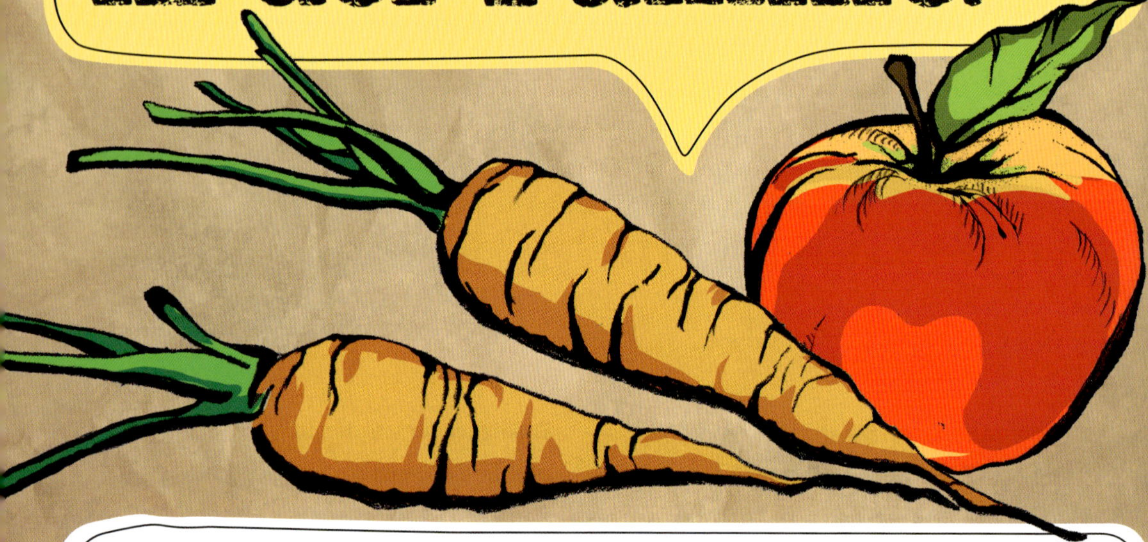

Im BioKistl bringen wir dir gesunde BioLebensmittel für die ganze Familie direkt nach Hause. Vom sorgfältig auf den Bedarf junger Familien abgestimmten **Mutter & Kind - Kistl** bis zum **Büro & Schul - Kistl** für die gesunde Jause – bei uns findest du ein BioKistl ganz nach deinem Geschmack.

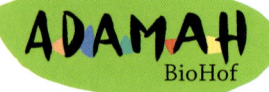

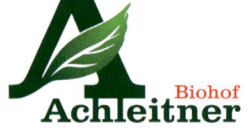

Unser Liefergebiet:
Großraum Wien und Teile Niederösterreichs: von Mistelbach bis Wiener Neustadt, von Hainburg bis Tulln und Stockerau.

2282 Glinzendorf 7
02248 2224 // biohof@adamah.at
www.adamah.at // shop.adamah.at

Unser Liefergebiet:
Oberösterreich, Salzburg, westliches Niederösterreich und Obersteiermarkt bis Leoben.

4070 Eferding, Unterm Regenbogen 1
07272 2597 // diebiokiste@biohof.at
www.diebiokiste.at

baby world
by SONNENTHERME

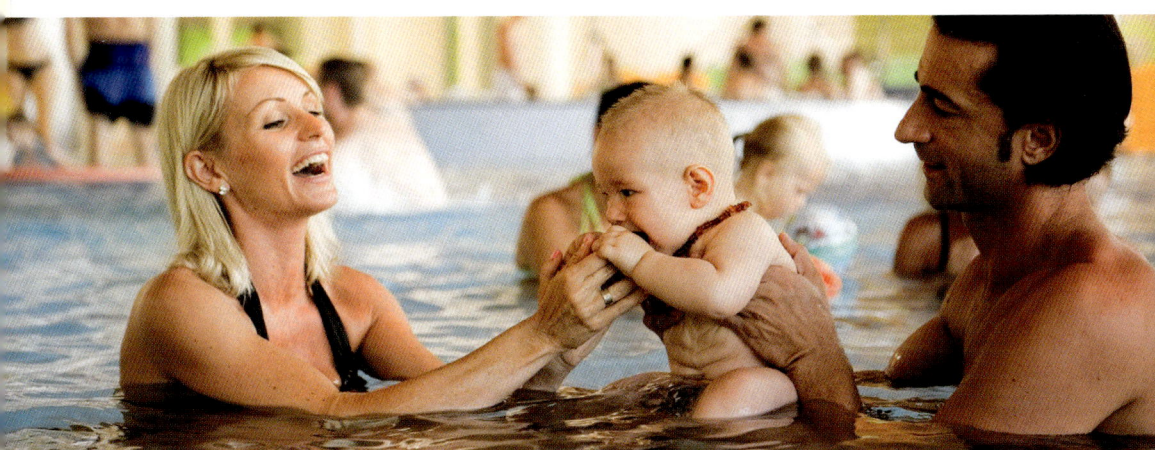

Wo Babys Urlaub machen!

Die Sonnentherme in Lutzmannsburg ist der erste Urlaubstipp für Babys und Kids!

baby world heißt der Bereich, wo sich alles um die Kleinsten der Kleinen dreht. Mit wohlig warmer Luft, ca. 35°C warmem Wasser, abgestuften Baby-Becken, Flachwasser- und Kinderspielbecken, bubble pool, Baby-Lagunenbecken, Wickel- und Stillplätzen, Babyküche und Schlafoase, mit gratis Leih-Buggies, Gehschulen und Wippen. Für die optimale Frühförderung Ihres Sonnenscheins gibt es gratis Schnuppereinheiten im Thermalwasser. Einzeleinheiten und aufbauende Schwimmkurse für Babys und Kleinkinder sind jederzeit buchbar.

Alle Infos: www.sonnentherme.at

NEU!
Baby Beach
mit Sandstrand

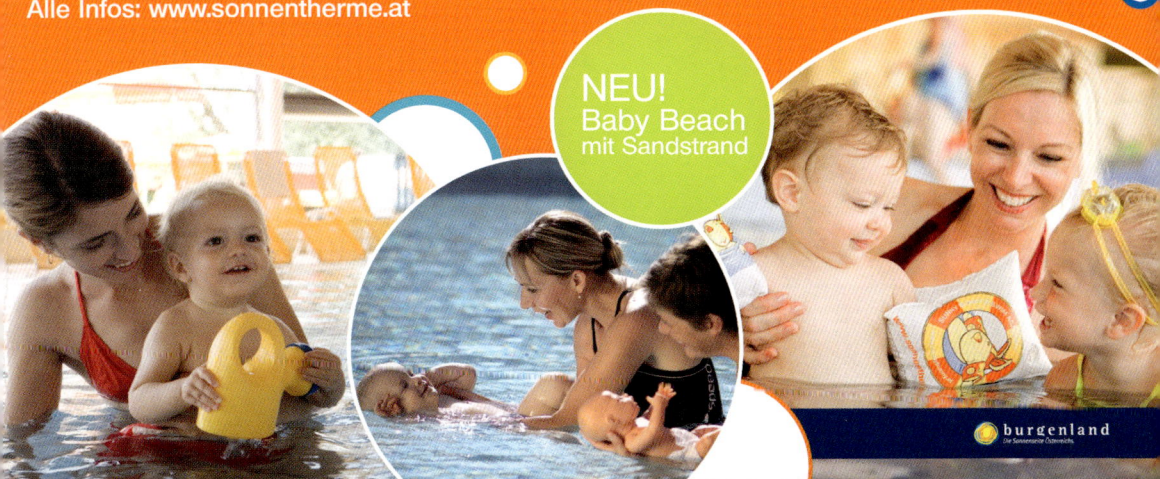

STICHWORTVERZEICHNIS

FÜR MUTTER UND BABY

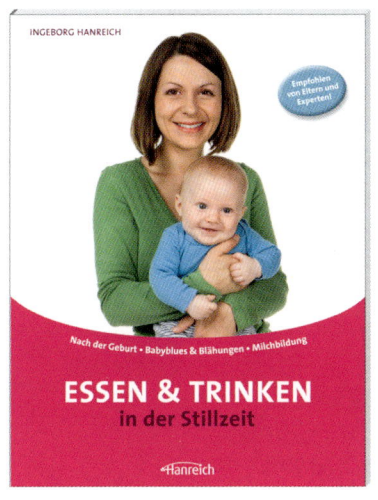

Die Ernährungsbroschüre über die **Ernährung in der Stillzeit** spannt den Bogen von Grundlagen zur Ernährung über Maßnahmen nach der Geburt bis hin zu **Babyblues, Milchbildung und Blähungen.**
Inklusive Tipps zu den ersten Stillmahlzeiten, zur Ernährung in der Stillzeit und zur Gewichtsreduktion nach der Stillzeit. Mit Rezepten für Kraftsuppe und Energiekugeln.

48 Seiten, 4 Abb. in Farbe
1. Auflage 2014
ISBN 978-3-901518-23-2
€ 4,90 (D, A) / CHF 8,50
Ebook-ISBN 978-3-901518-27-0

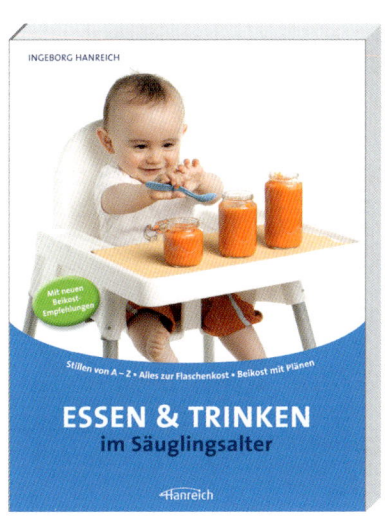

Der Klassiker zur **Ernährung im 1. Lebensjahr** bietet Ihnen wertvolle Hinweise zum **Stillen** (inklusive ABC von Abpumpen bis Zwiemilchernährung).
Ein Kapitel widmet sich den **Flaschennahrungen** auf dem Markt, ihrer Auswahl und Zubereitung.
Fragen zum Thema **Beikostbeginn, Beikostaufbau und zu Beikostlebensmitteln** werden im 3. Teil beantwortet. Drei beispielhafte **Beikostpläne** runden den Ratgeber ab.

176 Seiten, 25 Abb. in Farbe
8. Auflage 2015
ISBN 978-3-901518-33-1
€ 19,90 (D, A) / CHF 28,90
Ebook-ISBN 978-3-901518-34-8

BEIKOST UND UMSTIEG ZUR FAMILIENKOST

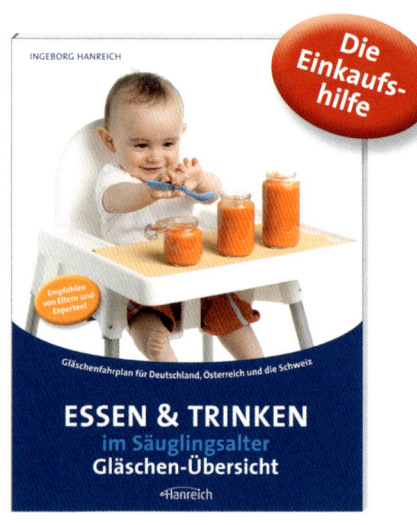

Als Einkaufshilfe zu dem vorherigen Band wurde die Marktsituation an **Baby-breien und Gläschenkost in Deutschland, Österreich und der Schweiz** für Sie erhoben und nach dem **stufenweisen Aufbau** der beispielhaften Beikostanleitung gereiht.
Die Gläschen-Übersicht kann auch ergänzend zu „Rezepte und Tipps für Babys Beikost" eingesetzt werden, wenn **Gläschen unterwegs** gegeben werden.

48 Seiten, 3 Abb. in Farbe
1. Auflage 2013
ISBN 978-3-901518-21-8
€ 4,90 (D, A) / CHF 8,50

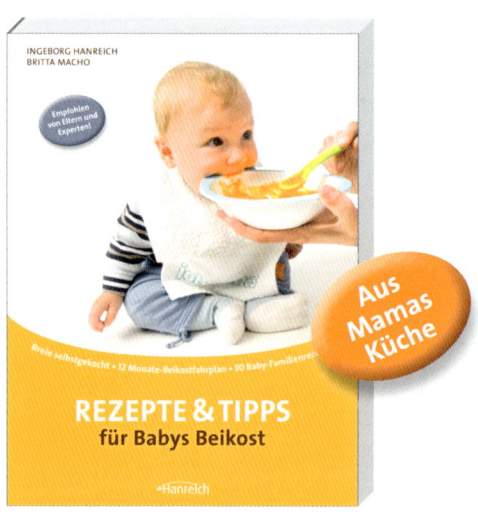

Unser Praxisbuch zum **Kochen der Beikost** gibt einfache Anleitung zur Zubereitung erster Babybreie und der Babymenüs **für den Familientisch.**
Der Beikostfahrplan mit Rezepten unterstützt Sie beim stufenweisen Aufbau des Speiseplans vom **7. bis 13. Monat.** Inklusive vieler **wertvoller Tipps** zur Zusammenstellung der Breie.

176 Seiten, 85 Abb. in Farbe
8. Auflage 2014
ISBN 978-3-901518-31-7
€ 19,90 (D, A) / CHF 28,90
Ebook-ISBN 978-3-901518-30-0

Näheres: www.hanreich-verlag.at

GESCHMACKVOLLES UND MERKFREUDIGES

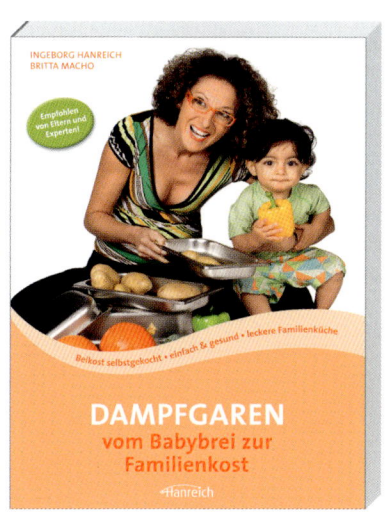

Nicht nur **eine Frage des guten Geschmacks**, sondern auch der gesunden Küche – Dampfgaren.

Ob **Sterilisieren von Babyfläschchen** oder **Breizubereitung**, ob **Familienrezepte für Fleischtiger, Seemänner, Süßspechte oder Pflanzenliebhaber**, wir verraten wie's geht.
Inklusive Tabellen zur Temperaturwahl und Tipps für den Geräteeinkauf.

112 Seiten, 43 Abb. in Farbe
1. Auflage 2012
ISBN 978-3-901518-17-1
€ 14,90 (D, A) / CHF 21,90
Ebook-ISBN 978-3-901518-28-7

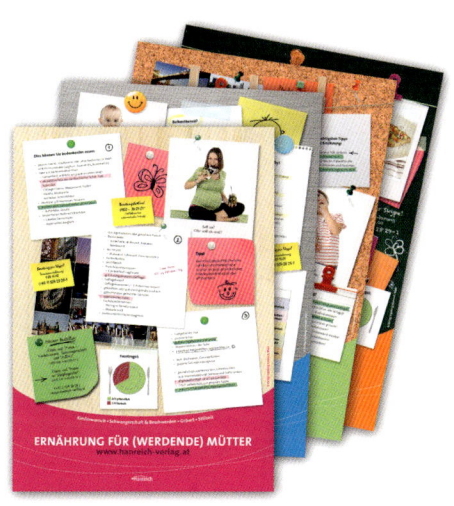

Eines unserer Poster für Kühlschrank oder Pinwand, das **wertvolle Hinweise** zu folgenden 4 Themen ...

Ernährung für (werdende) Mütter
Ernährung im 1. Lebensjahr
Ernährung im Kleinkindalter
Ernährung im Schulkindalter

... liefert, erhalten Sie als Geschenk bei Bestellung direkt im Hanreich Verlag, Esterhazygasse 7/2, 1060 Wien.
Solange der Vorrat reicht!

WISSENSWERTES UND GENUSSVOLLES

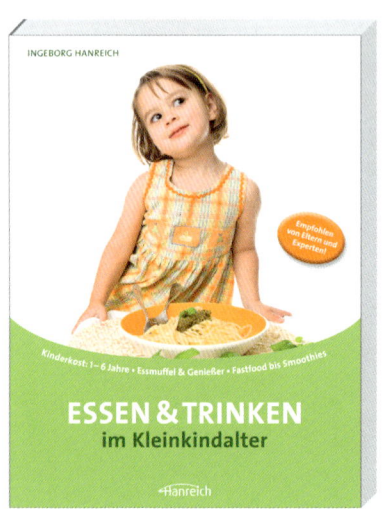

Unser Ernährungshandbuch für Kinder von **1 bis 6 Jahren** spannt den Bogen von Fastfood bis Smoothies.
Er bietet Ihnen eine **praxisnahe Portionsberechnung in „Kinderhandvoll"** für alle Lebensmittelgruppen.

In unserem Ratgeber über die **Ernährung von Klein- und Vorschulkindern** erhalten Sie Antworten auf zahlreiche, häufig gestellte Elternfragen.

160 Seiten, 18 Abb. in Farbe
6. Auflage 2014
ISBN 978-3-901518-09-6
€ 19,90 (D, A) / CHF 28,90
Ebook-ISBN 978-3-901518-26-3

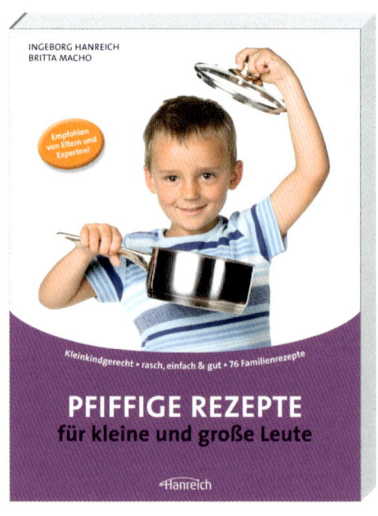

Das Praxisbuch für junge Familien mit einfach zubereitbaren, pfiffigen Rezepten und wichtigen **Tipps für Einkauf, Lagerung und Verarbeitung** von Lebensmitteln.
Damit gelingt Ihnen die **rasche Zubereitung** von 76 einfachen, kindgerechten und schmackhaften Gerichten. Traditionelle Rezepte wurden ernährungswissenschaftlich optimiert. Mit vielen Variationen.

192 Seiten, 80 Abb. in Farbe
4. Auflage 2011
ISBN 978-3-901518-13-3
€ 19,90 (D, A) / CHF 28,90
Ebook-ISBN 978-3-901518-29-4

BRAINFOOD UND WERTVOLLES

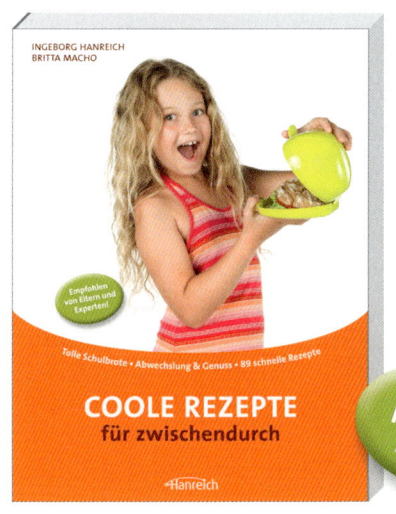

Unser Rezeptbuch für die leckere und gesunde Zwischenmahlzeit eignet sich nicht nur für die **Pause in der Schule,** sondern auch für **Kindergarten und Arbeitsplatz.**

Rasch und einfach werden köstliche Rezepte erklärt und wertvolle Tipps zur Zubereitung (z. B. zum Kettenkochen) gegeben. Weiters erfahren Sie, **was Schulkinder brauchen** und wie ideales **Brainfood** (Futter fürs Gehirn) zusammengesetzt ist.

176 Seiten, 73 Abb. in Farbe
2. Auflage 2011
ISBN 978-3-901518-14-0
€ 19,90 (D, A) / CHF 28,90
Ebook-ISBN 978-3-901518-35-5

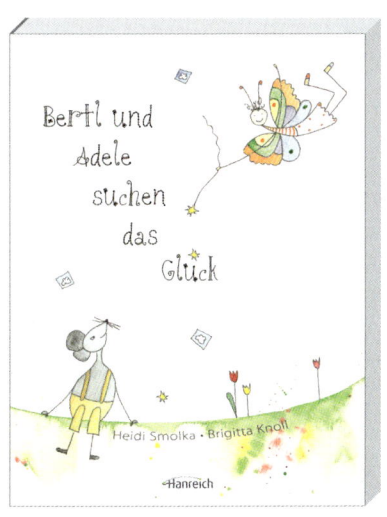

Bertl, die Maus, und Adele, der Schmetterling, wollen ihrem Freund, dem Hasen Ferdi, helfen, wieder glücklich zu sein. So machen sie sich auf die Suche nach dem Glück. Wollt ihr wissen, was Kater Fauli und die Schnecke Schleichi ihnen dabei verraten?

Ein **interaktives Ideenbuch für kleine Glückssucher** mit fundierten Tipps aus der Glücksforschung.

32 Seiten in Farbe
1. Auflage 2012
ISBN 978-3-901518-19-5
€ 14,90 (D, A) / CHF 21,90

Näheres: **www.hanreich-verlag.at**

ABENTEUERLICHES UND ENTZÜCKENDES

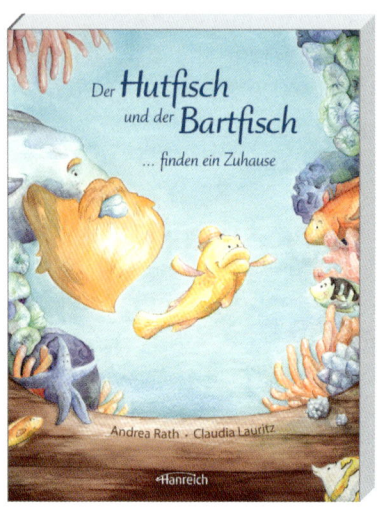

Das wunderschöne Korallenriff wird durch einen lecken Öltanker unbewohnbar. So müssen der Hutfisch und seine Freunde es verlassen. Ob unsere Fischfreunde in dem spukenden Wrack ein neues Zuhause finden?
Seht selbst, wer sich darin verbirgt und was es bringen kann, **wenn alle Freunde an einem Strang ziehen.**

Ein abenteuerliches Kinderbuch über Hilfsbereitschaft und Vertrauen, das viele Kinder begeistert.

40 Seiten in Farbe
1. Auflage 2012
ISBN 978-3-901518-18-8
€ 14,90 (D, A) / CHF 21,90

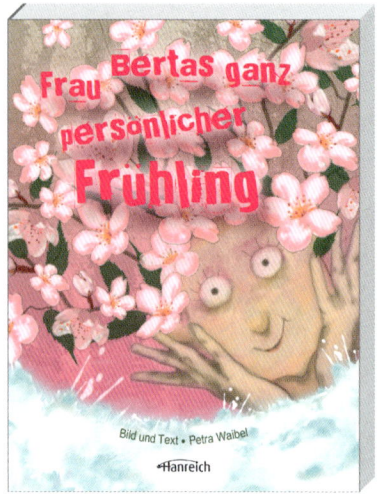

Mitten im Winter bricht der Frühling aus! Aber nur auf dem Kopf der alten Frau Berta. Denn der beginnt plötzlich zu blühen.
Krankheit oder Wunder? Frau Berta muss dies umgehend abklären.
Eine märchenhafte Geschichte mit einem „köstlichen" Ende.
Prämiert mit dem **1. Preis** in der Kategorie „Märchen" Akut 2012.

40 Seiten in Farbe
1. Auflage 2013
ISBN 978-3-901518-22-5
€ 14,90 (D, A) / CHF 21,90

Näheres: **www.hanreich-verlag.at**

ÜBER DIE AUTORIN

Mag. Ingeborg Hanreich hat 1991 das Studium der Ernährungswissenschaften an der Universität Wien abgeschlossen. Sie absolvierte 2003 die Ausbildung zur Stillberaterin IBCLC.

Als freiberuflich tätige Expertin widmet sie sich vor allem dem Bereich der „Ernährung von Mutter und Kind".
Sie hält Seminare und Vorträge für Eltern, ElternberaterInnen, Hebammen, Säuglingsschwestern und ApothekerInnen.

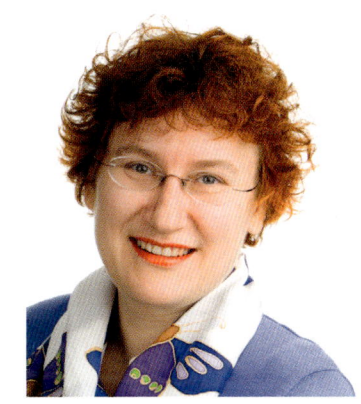

Mag. Ingeborg Hanreich,
Ernährungswissenschafterin und Stillberaterin

Frau Mag. Hanreich war Gründungspräsidentin des Verbandes der Ernährungswissenschafter Österreichs und lange Jahre in dessen Vorstand (derzeit ist sie im wissenschaftlichen Beirat).

Außerdem war sie Vorstandsmitglied des „Informationskreises Kind und Ernährung" und hat viele Jahre dessen Hotline betreut.

Im Jahr 1994 gründete sie den Hanreich-Verlag (vorerst als Eigenverlag, seit 2009 als gewerblichen Verlag) und publizierte bislang 9 Fach- und Rezeptbücher, 3 Kinderbücher, eine HörCD sowie 3 Gedichtbände.
Als Koautorin hat sie im Stocker Verlag gemeinsam mit ihrer Mutter das Buch „Joghurt, Käse, Rahm & Co" herausgebracht und im Naturamed Verlag „Ernährung und Gesundheit – Von anderen Kulturen essen lernen".

Ab Herbst 2008 war sie Lektorin an der Fachhochschule für Hebammen in Krems und in Salzburg. Derzeit unterrichtet sie Hebammen in Wien. Sie berät Eltern in eigener Praxis via Telefon, Skype und im persönlichen Gespräch.

Ihr Credo:
„Das Feedback von Eltern am Telefon, im persönlichen Gespräch und in Seminaren sowie die Anregungen unserer LeserInnen zeigen uns immer, was gerade die Herzen bewegt.
Ich schätze das Feedback sehr und es ist mir ein wichtiges Anliegen, unsere Bücher so aktuell wie möglich zu halten."

Ingeborg Hanreich

Liebe Leserinnen und Leser!

Wir freuen uns sehr, wenn wir Ihnen mit unserem Ratgeber zur Schwangerenernährung weiterhelfen konnten.

Verständnisfragen können Sie gerne direkt an den Verlag richten:

Verlag • Beratung • Information
Mag. Ingeborg Hanreich
Esterhazygasse 7/2, A-1060 Wien
Tel.: (+43 1) 504 28 29-1
Fax: (+43 1) 504 28 29-4
E-mail: office@hanreich-verlag.at
Internet: www.hanreich-verlag.at

Anregungen und Kritik von Ihrer Seite sind uns gerne willkommen, denn dieses Buch ist schon dank mancher Rückmeldung verbessert worden.

Deshalb zögern Sie nicht – rufen Sie an, mailen oder schreiben Sie uns!

Gerne nimmt sich Frau Mag. Hanreich telefonisch, per Skype oder im persönlichen Gespräch bei **Fragen, die Ihre individuelle Situation in der Schwangerschaft oder Stillzeit betreffen,** für Sie Zeit.

Gleiches gilt bei individuellen Fragestellungen zur Ernährung **Ihres Kindes.** Eventuell ist eine Dokumentation der Essgewohnheiten und der Befindlichkeit Ihres Kindes nötig. Hier eine Gratis-Vorlage dazu:
www.hanreich-verlag.at/?id=518

Wenn Sie **einen persönlichen Beratungstermin, eine längere Telefon- oder eine Skype-Beratung** vereinbaren wollen, können Sie dies unter (+43 1) 504 28 29-1 tun. Spezielle Angebote und Näheres hierzu finden Sie bei:
www.hanreich-verlag.at/beratung